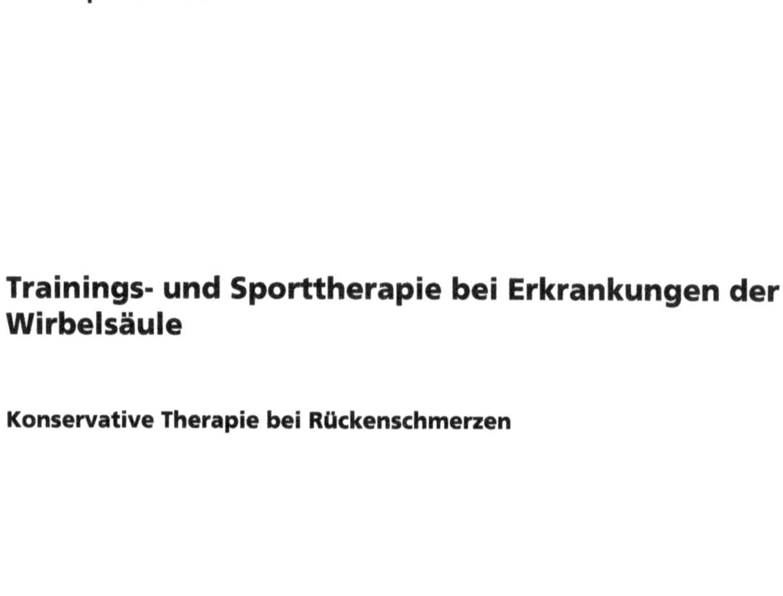

Christoph Schönle

Trainings- und Sporttherapie bei Erkrankungen der Wirbelsäule

Konservative Therapie bei Rückenschmerzen

GRIN Verlag

Bibliografische Information der Deutschen Nationalbibliothek:

Die Deutsche Bibliothek verzeichnet diese Publikation in der Deutschen Nationalbibliografie; detaillierte bibliografische Daten sind im Internet über http://dnb.d-nb.de/ abrufbar.

Impressum:

Druck und Bindung: Books on Demand GmbH, Norderstedt Germany
ISBN: 978-3-640-90963-6

Dieses Buch bei GRIN:

http://www.grin.com/de/e-book/171480/trainings-und-sporttherapie-bei-erkrankungen-der-wirbelsaeule

Trainings- und Sporttherapie bei Erkrankungen der Wirbelsäule

Exercise- and Sport-Therapy in Spine Disorders

Inhaltsübersicht

Dr. Christoph Schönle
Arzt für Orthopädie, Chirotherapie, Rehabilitative und Physikalische Medizin, Sportmedizin, Sozialmedizin, Osteopathie (L1)

Zusammenfassung

Zur Behandlung von Rückenschmerzen steht eine Reihe von nicht-operativen Therapien zur Verfügung. Will man diese Therapiemöglichkeiten gezielt anwenden, so sind die Kenntnisse über die biomechanische Belastbarkeit der Wirbelsäule im gesunden und im erkrankten Zustand hilfreich. Dazu ist es auch notwendig, die vielfältigen Ursachen der Rückenschmerzen (Bandscheibendegeneration, Instabilität, Verbiegung, knöcherner Kontakt, Nervenkompressionssyndrom, Gelenkblockierung u .v. a.) möglichst genau zu analysieren. Rückenschmerzen können beispielweise schon durch bestimmte Lagerungstechniken gelindert werden. Bei Gefügelockerung oder Wirbelgleiten kann die Stabilität der Wirbelsegmente durch Kräftigung bestimmter Muskeln erhöht werden. Bei Haltungsschwächen oder Fehlhaltungen können durch Kräftigungs- und Dehnungsübungen Haltungskorrekturen erreicht werden. Bei Bandscheibenschäden wird die Druckentlastung der Bandscheiben durch ein gezieltes, rückenschonendes Training der Rumpfmuskulatur bewirkt. Die Kräftigung der Rumpfmuskulatur ist eine wissenschaftlich anerkannte Methode, die vielfach therapeutische Effekte aufweisen kann, wenn sie unter biomechanischen Gesichtspunkten durchgeführt wird.

Einleitung

Mit der Entwicklung eines knöchernen Rückgrates vor 400 Millionen Jahren stellten sich Krankheiten und Störungen der Wirbelsäule ein. Schon in der Kreidezeit litten Dinosaurier an einer Spondylosis deformans der Wirbelsäule. Bandscheibenschäden und Osteochondrosen verschonten auch nicht den Steinzeitmenschen [1]. Obwohl die moderne Medizin einen enormen, bisher nie dagewesenen diagnostischen und therapeutischen Fortschritt erreicht hat, ist es nicht gelungen, den Rückenschmerz zu besiegen. Unverändert wird die Menschheit von Beschwerden auf dem Boden degenerativer Wirbelsäulenveränderungen geplagt.

1. Biomechanik der Wirbelsäule

1.1. Funktion des Wirbelsegmentes

Ein Wirbelsegment besteht nach JUNGHANNS [2] aus zwei Wirbelkörpern und der dazwischen liegenden Bandscheibe. Es ist dreidimensional beweglich. Die Segmentbewegung wird limitiert durch

- die Wirbelsäulenbänder (vorderes und hinteres Längsband, Lig. flavum, Lig. interspinale u.a.)
- die Bandscheibe, die bindegewebig an den Grund- und Deckplatten der benachbarten Wirbelkörper verankert ist
- die Wirbelsäulenmuskeln
- knöchern durch die Wirbelgelenkfortsätze.

1.2.Bandscheibe

Die prallelastische Bandscheibe besteht aus einem festen Faserring (Anulus fibrosus) und einem weichen, gallertartigen Kern (Nucleus pulposus). Sie dient als Pufferzone zwischen den Wirbelkörpern, welche die Körperlast des Rumpfes auch bei verschiedenen Haltungen annähernd gleichmäßig auf die Grund- und Deckplatten der Wirbelkörper verteilt.

Bei aufrechter Haltung im Laufe des Tages verliert die Bandscheibe an Höhe (im Bereich der unteren LWS 11 %), was durch einen Flüssigkeitsverlust und ein leicht verstärktes Vorwölben des Bandscheibenringes bedingt ist [3]. Dadurch ist ein Größenverlust bis zu 2 cm möglich [4].

Bei Vorbeugung des Oberkörpers wölbt sich die **gesunde** Bandscheibe ventral stärker vor, während die Vorwölbung dorsal abnimmt. Dies hat seine Ursache in der erhöhten Zugspannung der äußeren Lamelle des dorsalen Faserringes. Dadurch wird der Anulus fibrosus dorsal gespannt und eine Vorwölbung zurückgezogen. Außerdem bewegt sich der obere Wirbelkörper bei Vorbeugung relativ zum unteren Wirbelkörper nach vorn, und dieser Effekt trägt zusätzlich zur Verminderung der dorsalen Vorwölbung der Bandscheibe bei. Ein Zusammenhang von **Vorbeugung** und der **Entstehung von Bandscheibenschäden** - etwa durch ein Herausquetschen des dorsalen Bandscheibenringes - besteht **nicht** und ist auch anderweitig nicht belegt, zumindest wenn keine degenerativen Veränderungen im dorsalen Bandscheibenbereich vorliegen.

1.2.1. Bandscheibe und mechanische Belastung

Die hohe Beanspruchung der lumbalen Bandscheiben bei axialer Last - oft bei gleichzeitiger Seitneigung und Rotation des Rumpfes - und die Angaben der Patienten legen die Vermutung nahe, dass biomechanische Faktoren für die Entstehung eines Bandscheibenvorfalles ursächlich sind. Ein eindeutiger Beweis steht aber bis heute aus.

Laborversuche zur Provokation von Bandscheibenvorfällen an Präparaten

Bei Kompression von Segmenten der Lendenwirbelsäule bricht immer der Lendenwirbelkörper, eine Verletzung des Faserringes der Bandscheibe oder ein Vorfall von Bandscheibengewebe werden nie beobachtet [5]. Das Ergebnis ist unabhängig davon, ob es sich um eine einmalige oder wiederholte Belastungen handelt. Die Überlastung führt zu einer irreversiblen Eindellung der Grund- oder Deckplatten der Wirbelkörper, gelegentlich mit Eindringen von Bandscheibengewebe in die Spongiosa.

Nur bei Hyperflexion (Vorbeugung über die physiologische Grenze hinaus) und gleichzeitiger hoher axialer Belastung kann das dorsale Band reißen und der Anulus fibrosus sich lösen [6]. Dieser

Mechanismus kann den durch einen Unfall hervorgerufen Bandscheibenvorfall erklären: Beispielsweise beim mißglückten Abgang von einem Turngerät tritt eine hohe Belastung beim Auftreffen auf den Boden bei gleichzeitiger Hyperflexion des Körpers auf. Dieser Ursachen sind aber sehr selten.

Die Rolle bestehender Einrisse im Anulus fibrosus wurde ebenfalls experimentell untersucht. Hierzu wurde der äußere Faserring 1mm tief eingekerbt. Bei experimenteller axialer Belastung ereigneten sich wiederum Frakturen der Wirbelkörper. Ein Bandscheibenvorfall wurde wiederum nicht beobachtet.

Eine lumbale Bandscheibe mit einer radialen Fissur, die vom Zentrum bis 1 mm an die Peripherie reicht, zeigte in Laborversuchen keinen Prolaps. Bei Überlastung brach auch hier der Wirbelkörper, der Anulus fibrosus blieb unverletzt [5].

Auch der Einfluss der Rotation auf die Entstehung eines Bandscheibenvorfalles wurde untersucht: Bei intakten Facettengelenken reicht der Bewegungsumfang von etwa 2 Grad im lumbalen Bereich nicht aus, um den Anulus fibrosus zu schädigen. Wahrscheinlich kann auf diese Weise kein Bandscheibenvorfall hervorgerufen werden.

1.2.2. Bandscheibe bei degenerativen Veränderungen

Ganz anders verhält sich dic Bandscheibe jedoch bei degenerativen Veränderungen. Hier reichen schon Alltagsbelastungen aus, um den spröden und teils eingerissenen Anulus fibrosus weiter einreißen zu lassen. Auch alle anderen pathologischen Veränderungen wie eine spinale Stenose, Gefügelockerungen, knöcherne Randzacken, Bandscheibenvorwölbungen oder -vorfälle, Wirbelgelenksarthrosen u.v.a. haben eine starke Veränderungen der normalen Biomechanik zur Folge.

1.3. Wirbelsäulenbänder

Die Bänder der Wirbelsäule tragen neben den Bandscheibenfasern, die in den Grund- und Deckplatten der Wirbelkörper verankert sind, entschieden zur Stabilität der eigentlich sehr instabilen "Säule" bei. Sie funktionieren wie die Verspannungen eines Schiffsmastes. Lässt eines oder mehrere der Seile in der Spannung nach - etwa durch eine Verletzung, oder durch ein Einsinken der Bandscheiben (Degeneration) - dann wird die Verspannung locker. Die anderen Bänder müssen nun höhere Spannungen aufnehmen. Gleichzeitig gerät das lockere Band bei endgradigen Bewegungen plötzlich unter hohe Spannung, was zu einem harten Anschlagen des Bandes am Knochenansatz führt.

Band	Ansatz und Verlauf an der Wirbelsäule	Elastizitäts-eigenschaften	Funktion
Lig. longitudinale anterius	Vordere und laterale Wirbelkörperfläche. Gerade und längsverlaufend.	Gänzlich unelastlich	Begrenzt Hyperextension
Lig. longitudinale posterius	Anulus fibrosus der Bandscheibe. Längsverlaufend mit kreuzförmiger Faserausstrahlung im Bandscheibenbereich.		Begrenzt Ventralflexion und verhindert dabei eine Wanderung der Bandscheibe nach dorsal
Lig. flavum	Innenseite Wirbelbogen, annähernd gerade verlaufend	Gänzlich elastisch	Schon beim Stehen unter einer Vorspannung von 10 N.
Lig. interspinale	Von Dornfortsatz zu Dornfortsatz. Teils gerade, teils schräg verlaufend.	unelastisch	Begrenzt Ventralflexion und verhindert ein Verrutschen der Wirbelkörper nach dorsal bei der Rückneigung
Quere Kapselbänder der Wirbelgelenke	An den Kanten der Wirbelgelenke, überbrücken quer den Gelenkspalt	Elastisch durch queren Verlauf	Langsame Begrenzung sowohl der Vor- wie der Rückneigung, aber auch der Rotation

Tab. 1
Die wichtigen Bänder((Lig. =Ligamentum) der Lendenwirbelsäule. Gerade bei den unelastischen Bändern kann eine Höhenminderung der Bandscheibe zu einem Verlust der Haltefunktion des Bandes („relative Bandinsuffizienz") und anschließend zum plötzlichen „Anschlagen" bei einer Bewegung führen [7].

1.4. Wirbelkörper

Die Spongiosastruktur eines gesunden Wirbelkörpers ist recht spärlich; und auch die Kortikalis ist dünn, höchstens 2-3Mal so dick wie die Spongiosabälkchen [7]. Dies reduziert das Gewicht der Wirbelsäule. Gleichzeitig reicht diese Leichtbauweise aus, um einer Kompression von immerhin 1000 kp standzuhalten. Bei Osteoporose, Metastasen oder anderen knochenzehrenden Krankheiten kann allerdings die Stabilität des Wirbelkörpers schnell nachlassen. Die Kompressionsbelastung auf das Wirbelsegment LW3/4 liegt beim Stehen bei etwa 100 kp und bei alltäglichen Tätigkeiten bei 300 bis 400 kp. Im Liegen reduziert sich diese Belastung auf 30 kp [8].

Allerdings ist die Kraftübertragung von Wirbelkörper zu Wirbelkörper nicht der einzige Kraftfluß. Starke Spongiasabögen gehen vom Wirbelkörper in die beiden Wirbelbögen über, woraus zu schließen ist, dass ein weiterer Teil der Kompressionskräfte auch auf die Wirbelgelenke abgeleitet wird. Die Wirbelbögen dienen zudem als Hebel, über den die starken Rückenmuskeln das Wirbelsegment bewegen können.

1.5. Muskulatur der Wirbelsäule

Wie ein Korsett umspannen die geraden und die schrägen Bauchmuskeln das Abdomen (Abb. 15). Im rückwärtigen Anteil verstärken der kräftige M.iliopsoas und der M. quadratus lumborum die Zuggurtung.

Bei den Rückenmuskeln sind drei Schichten zu unterscheiden:

- Der **M. latissimus dorsi** ist der breitflächigste Muskel der Lendenwirbelsäule
- Darunter liegt der **M. erector spinae**, der vom Kreuzbein schräg nach oben zu den Rippen zieht. Dieser Faserverlauf spricht besonders auf ein Muskeltraining mit Streck- oder Rotationsbewegungen an
- Aber auch die tiefen Muskelschichten der Lendenwirbelsäule, wie der **M. iliocostalis, der M. longisssimus** u. a. werden bei Streck- und oder Rotationsübungen der Brustwirbelsäule trainiert.

Drehungen im Bereich der Brustwirbelsäule werden unter anderem durch die Kontraktion der tieflumbalen Rückenstrecker bewirkt.

1.6. Verhalten der Strukturen bei Bewegungen

Bei **Vorneigung des Rumpfes** sind in der gesunden LWS folgende Veränderungen zu beobachten:

- Entsprechend dem Körperhebel des Rumpfes spannt sich die Rückenstreckmuskulatur an
- Die Cauda equina mit den Spinalnerven gleitet – in Relation zu den Wirbelkörpern - nach kopfwärts, die Nervenwurzeln werden im Nervenaustrittsloch nach oben gezogen
- Die Cauda equina wird wie ein Gurt über die gewölbte Wirbelsäule gespannt
- Die Wirbelgelenke gleiten auseinander
- Das hintere Längsband (Lig. longitudinale posterius) und die Kapselstrukturen der Wirbelgelenke werden zunehmend angespannt (s. Abb.1, linkes Bild)
- Teile der hinteren (dorsalen) Bandscheibe werden angespannt, Teile der vorderen Bandscheibe komprimiert; das Resultat ist neben der Vorwölbung des Anulus fibrosus nach vorn auch eine leichte Wanderung des weichen Kernes nach hinten, die um so größer ist, je mehr degenerative Veränderungen im hinteren Anulus fibrosus vorhanden sind
- bei endgradiger Beugung übernimmt das Ligamentum interspinale die Stabilisierung, die Rückenstreckmuskulatur ist nicht mehr aktiv (s. Abb. 1, linkes Bild).
- Das vordere Längsband wird entspannt.

Bei maximaler **Rückneigung** (s. Abb. 1, rechtes Bild) drehen sich die Verhältnisse um, es treten folgende Veränderungen auf:

- Die Cauda equina entspannt sich im Wirbelkanal
- Die Cauda equina wandert – im Vergleich zu den Wirbelkörpern – nach unten, dadurch werden die Nervenwurzel in das Nervenaustrittsloch geschoben
- Das vordere Längsband wird angespannt
- Die Wirbelgelenke werden komprimiert.
- Das Nervenaustrittsloch wird kleiner.
- Es tritt eine Vorwölbung der Bandscheibe nach hinten auf.

Im Normalfall ist auch bei maximaler Rückneigung das Nervenaustrittsloch weit genug, um keine Nervenkompression hervorzurufen.

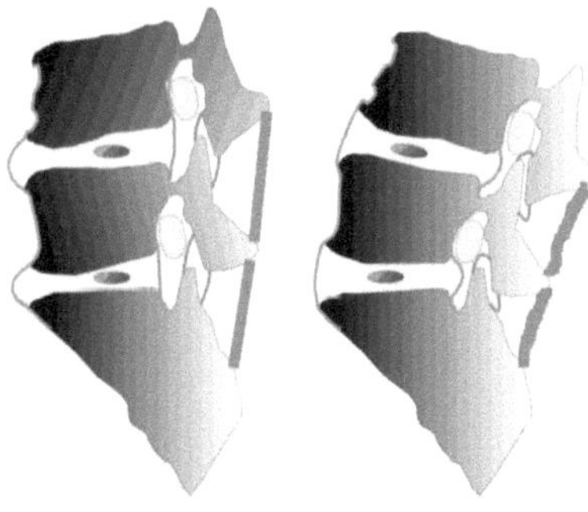

Abb. 1
Die Beweglichkeit der Lendenwirbelsegmente wird durch starke Bänder (rot), die Gelenkkapsel der Wirbelgelenke (grün) und die Stellung der Wirbelgelenke selbst begrenzt. Bänder in oranger Farbe: Vorderes Band = Lig. longitudinale anterius, Band an der Rückseite der Bandscheiben = Lig. longitudinale posterius. Band in roter Farbe: Lig. interspinale. Grüne Strukturen: Kapsel der Wirbelgelenke.
Bei Vorneigung (linkes Bild) und bei Rückneigung des Rumpfes (rechts) werden unterschiedliche Strukturen angespannt. Auch die Weite des Nervenaustrittsloches ändert sich, der Spinalnerv (gelb) hat vor allem bei Rückneigung weniger Platz.

Der Übergang von LW4 und LW 5 zum Kreuzbein ist ein besonderen Verhältnissen unterworfen: Von Mensch zu Mensch variieren die Winkel zwischen Kreuzbein und der Wirbelsäule stark. Im ungünstigen Fall entsteht hier eine Art Scharnier, das durch ständiges Vor- und Rückneigen des Rumpfes überlastet werden könnte. Vor allem bei pathologischen Veränderungen wie einem Bandscheibenverschleiß, aber auch beim Wirbelgleiten ist die Belastungsfähigkeit in diesen Segmenten reduziert.

1.7. Der Einfluss der Rumpfrotation auf die LWS

Die Drehbewegung des Rumpfes scheint ein in der menschlichen Bewegung natürliches Element zu sein.[9]. Beim Anheben einer Last erfolgt zunächst eine kleine Rotationsbewegung des Rumpfes. Dadurch wird die Last beschleunigt und näher an den Körper herangebracht. Je schwerer die gehobene Last, desto größer auch die Rotationsbewegungen [10]. Bei der Rumpfrotation und Seitneigung wirken verschiedene Muskelgruppen - je nach Winkelstellung der einzelnen Wirbelsegmente - synergistisch oder antagonistisch zusammen.

Die Rotation der Wirbelsäule findet zum größten Teil in der Brustwirbelsäule statt. Dort rotieren die Wirbelgelenke, übereinander gleitend wie Dachziegel, problemlos auf einer Kreisbahn (s. Abb 2, linkes Bild).

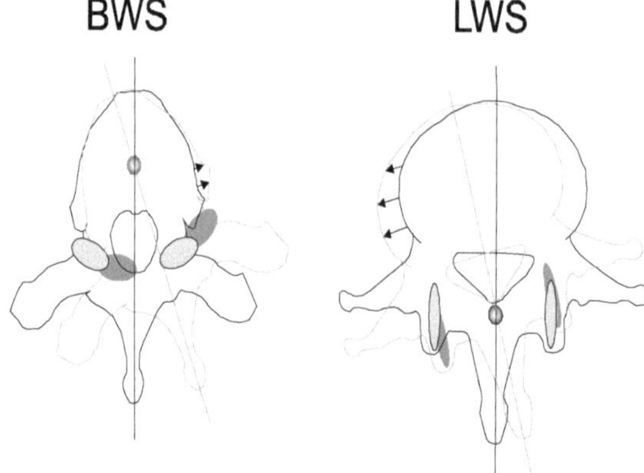

Abb. 2
Verhalten eines Wirbelsegmentes der Brustwirbel- (BWS) und der Lendenwirbelsäule (LWS) bei Rotation. In der BWS verschieben sich die Wirbelgelenke auf einem Kreisbogen, dessen Zentrum in der Mitte des Wirbelkörpers liegt (grauer Punkt). Dadurch ist eine gute Rotation mit nur geringer Abscherung der dazwischen liegenden Bandscheibe (kleine Pfeile) möglich. In der LWS liegt das Rotationszentrum – bedingt durch die parallele Anordnung der Wirbelgelenke - dorsal vom Spinalkanal. Bei Rotation des Segmentes wird das Segment deutlich auseinander geschert, wodurch die dazwischen liegende Bandscheibe geschert wird (nach [2]).

In der Lendenwirbelsäule liegen andere anatomische Gegebenheiten vor. Die Wirbelgelenke stehen hier seitlich nebeneinander und kommen schon bei geringer Rotation in Kontakt. Der Drehpunkt der **Lendenwirbelkörper** liegt, durch die Stellung der Wirbelgelenke bedingt, weit dorsal, etwa in Höhe des Wirbelbogens. Die Folge davon ist eine **stärkere Scherbelastung** der Bandscheiben (S. Abb. 2, rechtes Bild). Gerade die Scherbelastungen sollen zu Einrissen des Faserringes führen. Neuere Untersuchungen zeigen, dass bei Vorneigung die Rotationsfähigkeit der Lendenwirbelsäule noch weiter abnimmt. Dadurch könnte sich die Gefahr einer Schädigung noch vergrößern.

Andererseits ist eine Schädigung der Lendenwirbelsäule durch Scherkräfte im Alltag unwahrscheinlich, weil die Rotation hauptsächlich in der Brustwirbelsäule stattfindet und im Lendenwirbelbereich überwiegend Zug- und Druckkräfte auftreten. Ähnlich einer Kette mit mehreren Segmenten wird die Gesamtrotation des Oberkörpers auf viele Segmente verteilt. In den einzelnen Segmenten tritt nur eine geringe Winkeländerung auf.

1.8. Kräfte und Belastung des Wirbelsegmentes
Die untere Lendenwirbelsäule muss einer besonders großen Belastung standhalten, da sie das ganze Gewicht des Oberkörpers trägt.

Beim Anheben eines Gewichtes aus der Vorbeugung treten jedoch weitaus höhere Kräfte auf, als es der reinen Gewichtskraft (Oberkörpergewicht plus Last) entsprechen würde. Die hohe Bandscheibenbelastung hat ihre Ursachen im großen Hebelarm der äußeren Lasten - im Vergleich zum kleinen Hebelarm der Rückenstreckmuskulatur. Beim Anheben eines Gewichtes steht die Gewichtskraft gegenüber der Muskelkraft im Verhältnis 1 : 6 (*TROUP et al 1985*). Zum Anheben des Gewichtes ist daher eine hohe Muskelkraft erforderlich, infolgedessen ist auch die Kompressionskraft auf die Wirbelsegmente sehr hoch.

Leitsatz

Beim Anheben eines Gewichtes rührt die Belastung der Lendenwirbelsäule im Wesentlichen von der Muskelkraft des Körpers selbst her, die äußere Last spielt nur eine kleine Rolle.

Kraftfluss in der Wirbelsäule

Bei einer Kompressionsbelastung erfolgt die Kraftübertragung von einem Wirbelkörper zum anderen

- durch die dazwischen liegende Bandscheibe und
- durch die beiden Gelenkfortsätze (s. Abb. 3).

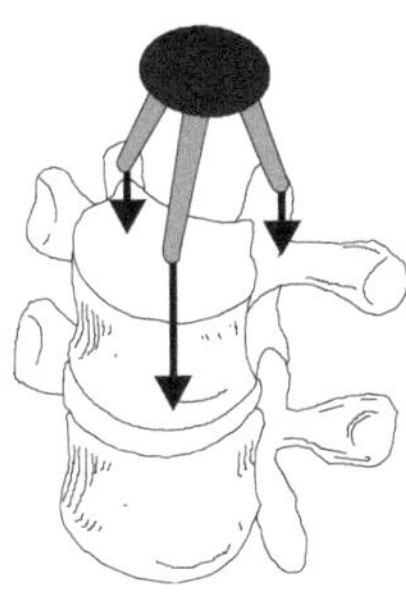

Abb. 3

Axiale Kräfte auf einen Wirbelkörper werden wie bei einem dreibeinigen Hocker übertragen: Die beiden hinteren Beine (die Facettengelenke) tragen dabei weniger Last als das vordere Bein (Bandscheibe).

Sind die Säulen der Kraftübertragung, also "Beine" des Stuhls in Abb. 3 gestört - etwa durch einen Bandscheibenschaden, eine Spondylolyse oder gar Spondylolisthesis - dann müssen die restlichen, noch intakten Strukturen vermehrt die Belastung übernehmen. Axiale Kräfte auf die Wirbelsäule werden dann zwar oft noch toleriert, solange sich das pathologische Segment im Gleichgewicht befindet; treten jedoch Dreh- oder Scherkräfte, oder eine Kippung auf, werden Schmerzen ausgelöst, weil beispielsweise die Bänder unter plötzliche und starke Spannung geraten. Werden im weiteren Verlauf auch die Wirbelsäulenbänder überlastet, dann kippt, rotiert oder rutscht das betroffene Wirbelsegment.

2. Pathologische Veränderungen des Wirbelsegmentes

2.1. Schäden der Bandscheibe

Im Laufe des Lebens degeneriert der Anulus fibrosus (Bandscheiben-Faserringes), indem er – wie ein alter Autoreifen - Risse bekommt (Abb.4). Dies geschieht vor allem in den dorsalen Anteilen des Anulus [11]. Mehrere kleine Risse können zu einem „Ausleiern“ des Anulus fibrosus und zu einer

Vorwölbung in den Spinalkanal führen (= Bandscheiben-**Protrusion**). Das Entstehen der Risse ist von der Erbanlage, vom Alterungsprozess, von Fehlstellungen und Instabilitäten der Wirbelsegmente, wahrscheinlich auch von der Bandscheibenernährung, eventuell auch von der körperlichen Belastung abhängig.

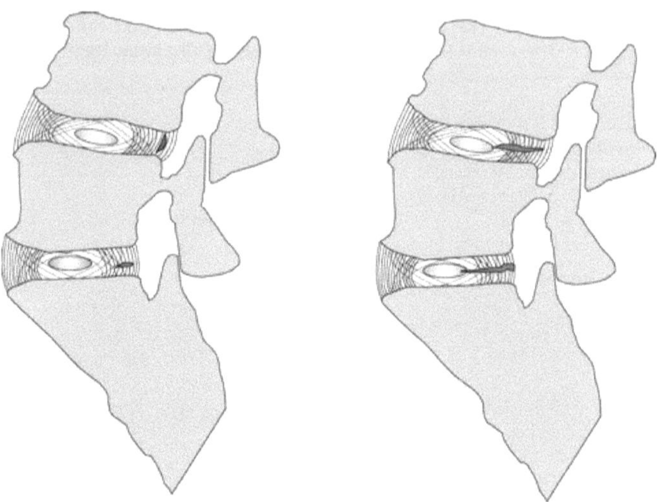

Abb. 4
Der Anulus fibrosus ist ein aus festen, radialen Bindegewebsfasern bestehender Ring, der den Nucleus pulposus umgibt. Im Laufe des Lebens entstehen vor allem an der Dorsalseite der Bandscheiben Risse, die sich durch Kompressionsbelastungen, Scher- oder Rotationskräfte vergrößern können. Je nach Lage und Häufigkeit der Risse und je nach Festigkeit des übrigen Gewebes kann der unter Druck stehende weiche Kern heraus gepresst werden. Vor allem die größeren Risse (rechte Seite) können Beschwerden bereiten [12].

Reißt der Anulus fibrosus ganz, tritt der unter Druck stehende Nucleus pulposus der Bandscheibe aus (=Bandscheiben-**Prolaps**). Meist wird der weiche Kern dann noch durch das hintere Längsband zurückgehalten (=gedeckter Prolaps). Dann treten zwar Rückenschmerzen durch die Dehnung des Längsbandes auf, Nervenkompressionszeichen sind aber meist selten. Erst wenn auch das hintere Längsband (Lig. longitudinale posterius) einreißt, tritt der weiche Kern in den Spinalkanal ein (Abb. 5). Dadurch können schlagartig Lähmungen und/oder Sensibilitätsstörungen auftreten. Das Gewebe des Bandscheibenkerns nimmt dabei schnell viel Gewebswasser auf und quillt, wodurch die Nervenkompression verschlimmert werden kann.

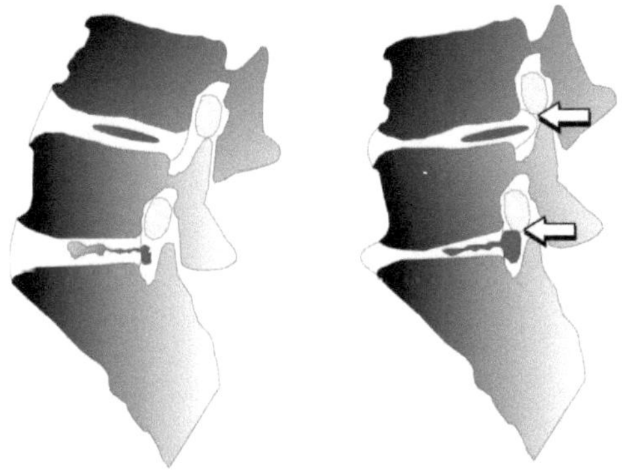

Abb. 5
Symptom: Schmerzzunahme bei Vorneigung
Ein degenerierter und instabiler Bandscheibenring kann bei Vorbeugung der Wirbelsäule nach dorsal geschoben werden, wo er auf die Nerven drückt (oberer Pfeil, Etage LW 4/5). Diese Vorwölbung wird als „Protrusion" bezeichnet. Bei einem Riss des Bandscheibenringes tritt ein Bandscheiben-„Prolaps" auf, der durch eine Vorneigung ganz herausgepresst werden kann (unterer Pfeil, Etage LW 5/SW 1).

Die „Heilung" nach einem Bandscheibenprolaps

Im Laufe der Zeit verliert der hervor gewölbte Nucleus pulposus an Wasser und zieht sich etwas zurück [13]. Dadurch lassen die Schmerzen und die Nervenkompressionszeichen nach. Häufig verschwinden die Beschwerden ganz; es bleibt jedoch eine erniedrigte und nur noch wenig elastische Bandscheibe zurück. Dies bedeutet eine Funktionsminderung des betroffenen Wirbelsegments.

Manchmal können die Nerven an dem Bandscheibengewebe verkleben oder narbig umbaut werden, so dass ihre Gleitfähigkeit bei Bewegungen eingeschränkt ist (Abb. 6). Ein geschrumpfter, aber verhärteter Prolaps kann das Rückenmark oder die Nerven ebenfalls stören.

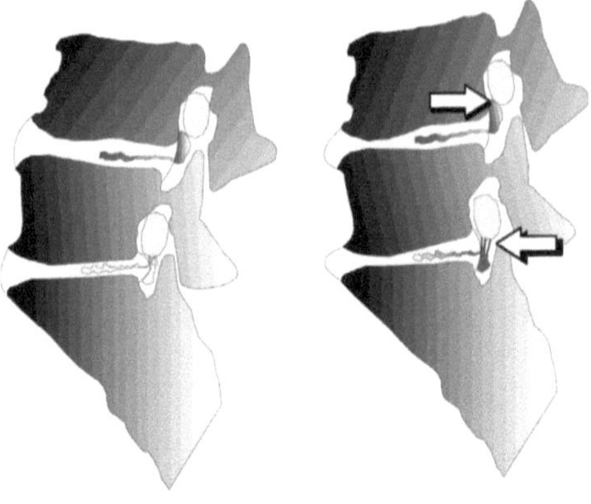

Abb. 6
Symptom: ***Schmerzen bei Vorneigung***
Ein nach kranial sequestrierter Bandscheibenprolaps bereitet vermehrt Beschwerden, wenn bei Vorneigung des Rumpfes die Nervenwurzel darüber unter Spannung gerät (oberer Pfeil, Etage LW 4/5). Nach einer längeren Zeit verkleben und vernarben Sequesteranteile mit der Nervenwurzel. Bei Vorneigung wird nun durch die Narbenstränge ein Zug auf die Nervenwurzel ausgeübt, der ebenfalls Beschwerden hervorrufen kann (unterer Pfeil, Etage LW 5/SW 1).

2.2. Weitere Degenerationserscheinungen der Wirbelsäule
Die Degeneration - aber auch die Operation - des weichen Kerns führt zu einem Höhenverlust der Bandscheibe. Dadurch geraten die Wirbelgelenke vermehrt unter Kompression, woraus eine Wirbelgelenksarthrose entsteht. Die Wirbelgelenksarthrose ist praktisch immer die Folge einer Bandscheibendegeneration [14]. Zusätzlich entstehen knöcherne Randwülste und eine verstärkte Knochenbildung der Wirbelgrund- oder Deckplatten. Aufgrund dieser Veränderungen nimmt die Segmentbeweglichkeit ab. Die ersten Bewegungseinschränkungen bei einer degenerierten Bandscheibe finden sich vor allem bei der Seitneigung, während die Flexion-Extension und Rotation nicht eingeschränkt sind [15].

Gleichzeitig verliert die Bandscheibe an Festigkeit und Flüssigkeit. Durch den Höhenverlust des Zwischenwirbelraumes entsteht eine relative Überlänge der Wirbelsäulenbänder. Dies führt zwar wieder zu einer Zunahme der Segmentbeweglichkeit; allerdings handelt es sich hierbei um pathologische Bewegungsrichtungen, nämlich um ein Vor- und Zurückgleiten (Abb. 8), aber auch um Scherbewegungen oder um ein Drehgleiten der Wirbelkörper gegeneinander (Abb. 7). Der Drehpunkt des Wirbelsegmentes ändert sich dabei. Diese pathologische Gefügelockerung ist meist im Röntgenbild bei maximaler Vor- und Rückneigung zu erkennen.

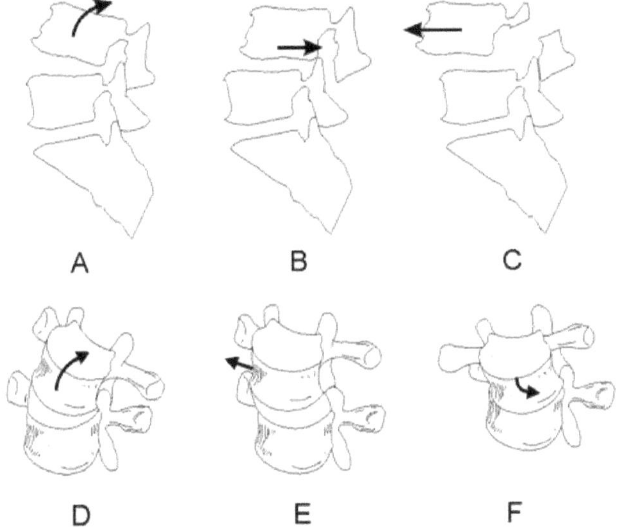

Abb. 7 Instabilitätserscheinungen an der LWS.
Je nachdem, wie viel der drei kraftübertragenden Wirbelsäulen-"Pfeiler" (s. Abb. 3) instabil sind, resultiert eine bestimmte Form der Instabilität. Ist der vordere "Pfeiler", also die Bandscheibe und die dazugehörigen Bänder locker, dann resultiert eine vermehrte Aufklappbarkeit (A) oder Kippung (D) des Segmentes bei Bewegungen.
Sind zusätzlich auch die Bänder der beiden hinteren Pfeiler (Wirbelgelenke) locker, rutscht der Wirbelkörper in verschiedene Richtungen (B, E). Ein Rutschen nach vorn ist hier nicht möglich, weil die knöchernen Wirbelgelenke dies verhindern.
Wenn nun auch die knöchernen Anteile defekt sind (C, F), entsteht ein Wirbelgleiten nach vorn (C), oder, wenn nur ein Wirbelgelenksfortsatz defekt ist, ein Rotationsgleiten (F).

Eine deutliche Zunahme der segmentalen Instabilität wurde auch nach operativen Bandscheibenausräumungen festgestellt (Abb. 8). Kleinere Eingriffe, wie die perkutane Nukleotomie haben geringere Segmentstörungen zur Folge [16].

Leitsatz
Eine Degeneration oder operative Entfernung einer Bandscheibe mündet oft in eine pathologische Instabilität, der eine Degeneration der restlichen Wirbelstrukturen folgt.

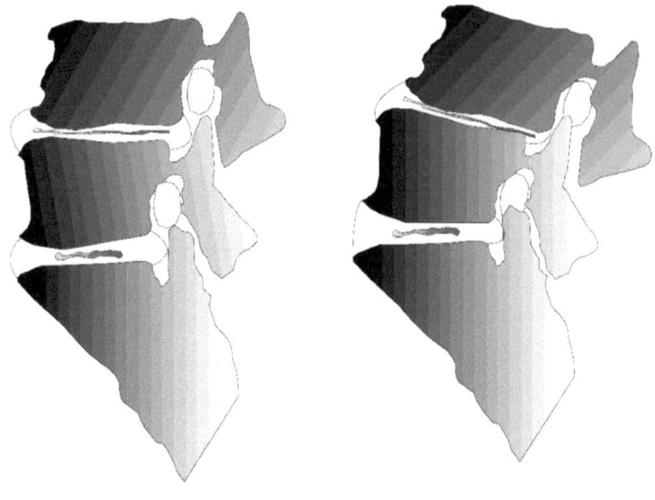

Abb.8
Eine degenerierte Bandscheibe (oder operativ entfernte Bandscheibe) verliert an Höhe, so dass die Bänder für das betroffene Wirbelsegment relativ zu lang werden. Es tritt eine Gefügelockerung ein, die zu einer Kompression des Nerven bei Rückneigung führen könnte (LW 4/5). Schließlich tritt auch ein Verschleiß der betroffenen Wirbelgelenke auf, weil die Gelenkflächen asymmetrisch belastet werden oder ständig unter Kompression stehen. Bei beiden Veränderungen ist das Symptom: ***Schmerzen bei Rückneigung.***

2.3 Weitere Ursachen für Instabilitäten

Neben der beschriebenen degenerativen Gefügelockerung kann eine Instabilität auch bei einem einseitigen Bruch/ oder einer angeborener Spaltbildung der Wirbelgelenkfortsätze auftreten. Dies kann zu einem Rotationsgleiten führen (Abb. 7 F): Bei Bewegungen schert das Wirbelsegment seitlich auseinander, das noch intakte Wirbelgelenk bildet dabei die Drehachse. Ein solches Rotationsgleiten findet sich häufig bei Skoliosen in dem ersten beweglichen Segment nach der Verkrümmung.

Sind beide Gelenkfortsätze eines Wirbelgelenkes defekt, tritt ein echtes Wirbelgleiten (Spondylolisthesis) auf (Abb. 7 C, Abb. 9). Die Wirbelkörper können im Laufe der Zeit nach ventral gleiten, manchmal sogar vor die Vorderkante des unteren Wirbelkörpers abrutschen.
Relativ häufig ist das Wirbelgleiten bei Turnern, Speerwerfern oder Delphinschwimmern. Dies könnte ein Hinweis dafür sein, dass eine übermäßige Überstreckung der Wirbelsäule schädlich ist.

Eine pathologische Aufklappbarkeit ist häufig nach teilweiser oder kompletter Entfernung des Wirbelbogens festzustellen, beispielsweise nach einer Operation eines verengten Spinalkanals.

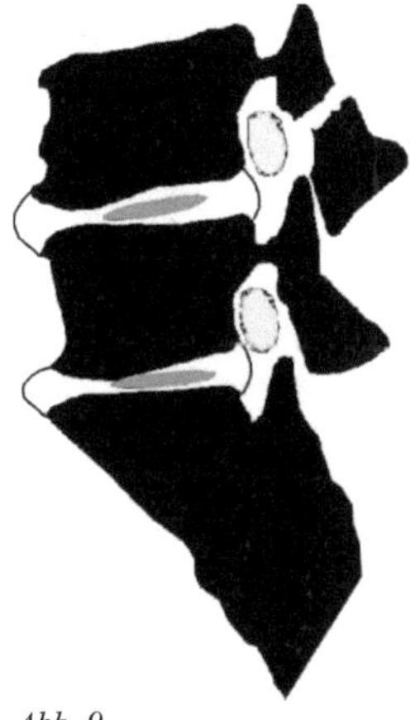
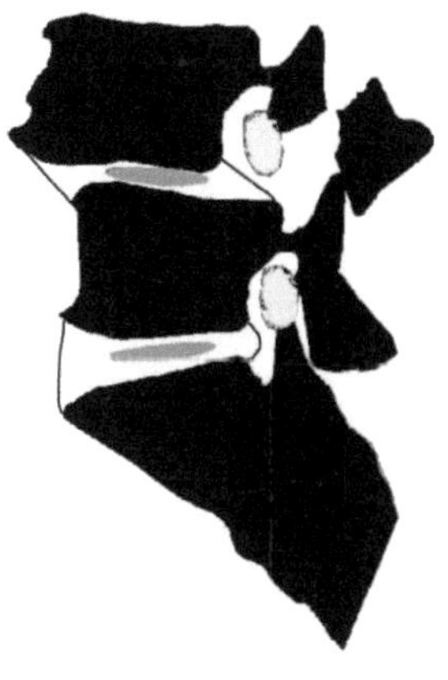

Abb. 9
Eine Spaltbildung oder ein Riss in den Wirbelbögen führt zu einem echten Wirbelgleiten (Spondylolisthesis), wenn beide Seiten des Wirbelbogens davon betroffen sind. Beim Vor- (linkes Bild) und Zurückneigen (rechtes Bild) rutscht der Wirbel hin und her, wodurch auch die Nervenstrukturen gezerrt werden.

2.4. Stenose (Verengung) des Spinalkanals
Bei Verschleiß der Wirbelgelenke wird der Spinalkanal - oder das Nervenaustrittsloch - durch knöcherne Anbauten eingeengt. Aber auch anlagebedingte Verengungen des Spinalkanals können Beschwerden bereiten. Bei der spinalen Stenose ist die „Claudicatio spinalis", also die zunehmende Schmerzhaftigkeit beim Gehen, eventuell mit Nervenkompressionszeichen, ein typisches Symptom. Häufig werden die Beschwerden bei Rumpfbewegungen verschlimmert. Besonders bei Rückneigung wird das Nervenaustrittsloch zu eng. Wenn die spinale Verengung sehr langsam auftritt, können manchmal sehr starke Einengungen des Rückenmarkes fast ganz beschwerdefrei bleiben.

2.5. Verletzungen der Wirbelsäule
Bei Gewalteinwirkung auf die Wirbelsäule werden die Bandstrukturen, die Wirbelkörper, die Wirbelgelenke, die Nervenstrukturen, aber auch die Blutgefäße der Wirbelsäule geschädigt. Dadurch ist mitunter eine sofortige oder - bei instabilen Wirbelbrüchen, Wirbelsinterungen oder Hämatombildung - auch eine erst später einsetzende Nervenkompression bzw. Querschnittlähmung möglich.

Nicht immer ist nur der knöcherne Anteil der Wirbelsäule für die Stabilität verantwortlich, auch die Bänder tragen zur Stabilität bei: So kann bei einer Fraktur des Atlasbogens oder der Massa lateralis der Bruch noch stabil bleiben, während der Dens axis bei einem alleinigen Riss des Lig. transversum nicht mehr in seiner Position fixiert wird und nach dorsal ins Rückenmark eindringen kann [12]. Gerade an der Halswirbelsäule ist immer an eine Verletzung der Bänder zu denken, auch wenn nach einem länger zurückliegenden Unfallereignis chronische Beschwerden zurückbleiben. Dabei ist der Unfallmechanismus von Bedeutung: Je nach einwirkender Kraft (Hyperflexion, Hyperextension, Stauchung oder Scherwirkung) werden unterschiedliche Bänder der Halswirbelsäule geschädigt [12].

Im Bereich der Brust- und Lendenwirbelsäule ist eine Klassifikation von Verletzungen nach Magerl (zitiert in [12]) sinnvoll:

A. Kompressionsverletzungen (Impressionsbruch, Spaltbruch, Berstungsbruch)
B. Flexions-Distraktionsverletzungen (Zerreißung der dorsalen Bandstrukturen, oder Zerreißung der vorderen Bänder durch Hyperextension)
C. Rotationsverletzungen (Torsion, Scherung).

Während die Frakturen vom Typ A relativ häufig sind (66 % der Wirbelfrakturen) und dabei nur dann das Rückenmark geschädigt wird, wenn durch Knochensplitter oder ein Hämatom ein Kompression auftritt, liegen beim Typ B und fast immer beim Typ C schwere Abscherungen oder Zerreißungen des Rückenmarkes vor.

Steht beim Typ A die Hinterkante des Wirbelkörpers stabil (s. Abb. 10), sind meist keine operativ stabilisierenden Maßnahmen notwendig, weil keine Rückenmarkskompression zu erwarten ist. Allerdings sollten Flexionsmomente der Wirbelsäule verboten werden, um ein weiteres Sintern der Wirbelkörpervorderkante zu vermeiden.

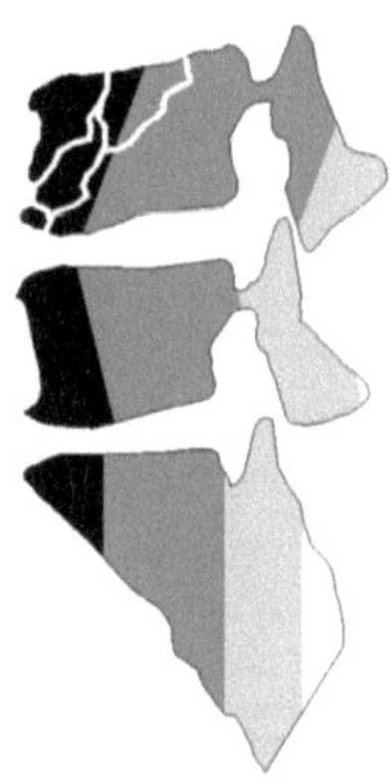

Abb. 10
Kompressionsfraktur von LWK 4, wie sie häufig nach einem Sturz zu sehen ist. Während bei stabiler Hinterkante eine gewisse Kompressionskraft auf die Wirbelsäule (50 kp, entsprechend dem Oberkörpergewicht), eine geringe Rotation und eine unbegrenzte Traktion bei der Therapie erlaubt sind, sollten alle Bewegungen, die zu einer Flexion der Wirbelsäule führen, vermieden werden. ***Dazu gehören auch die typischen Bauchmuskelübungen.*** *Übungen der Rückenstrecker dürfen dagegen unbegrenzt erfolgen.*

Werden operative Stabilisierungsmaßnahmen durchgeführt, so sollte der Operateur angeben, wie stark das operierte Segment für die anschließende Therapie belastbar ist.
Mitunter wird bei Wirbelfrakturen die Versorgung mit einem reklinierenden Mieder oder mit einer stabilen Rumpforthese (Rahmenstützkorsett, Plastikorthese, stabilisierende Halskrawatte) notwendig

sein. Auch in einem stabilen Korsett kann eine intensive Übungsbehandlung zur Kräftigung der Muskulatur erfolgen.

Die Heilungsphase einer Wirbelfraktur ist von der Art und Schwere der Fraktur, vom Alter und von der Knochensubstanz des Patienten abhängig. Leider existieren keine eindeutigen radiologischen Kriterien für die Stabilitätsbeurteilung einer heilenden Wirbelfraktur. Empirisch kann eine knöcherne Heilung bei der Halswirbelsäule bei 6-8-Wochen, bei der Brustwirbelsäule bei 3 Monaten und bei der unteren Brust- und der Lendenwirbelsäule bei 6 Monaten angenommen werden.

3. Diagnostik bei Wirbelsäulenerkrankungen

Fehlschläge im operativen Bereich resultieren sehr oft aus einer ungenügend genauen Diagnosestellung mit fehlender Berücksichtigung des Zusammenhanges zwischen einer Bandscheibenprotrusion, einer eventuellen begleitenden spinalen Enge, lumbalen Instabilität oder Narbenbildung [17]. Gleiches gilt auch für die konservative Medizin. Vor der Behandlung von Rückenschmerzen muss daher die Ursache möglichst exakt lokalisiert werden.
Es sei daher erlaubt, zusätzlich zu den im Kapitel "Diagnostik" erwähnten Untersuchungsmethoden einige Hinweise zu geben.

Dauert der Rückenschmerz weniger als 6 Wochen, so kann er als "akut", bei einer Dauer bis zu drei Monaten als "subakut" und darüber hinaus als "chronisch" bezeichnet werden [18].
In den meisten Fällen des sog. "unspezifischen" Rückenschmerzes scheinen weder eine exakte Diagnostik noch eine gezielte Therapie notwendig zu sein, da bei 70% - 80 % der Patienten die Symptome innerhalb von 4 - 6 Wochen verschwinden [19,20]. 90 % der Patienten sind innerhalb von zwei bis drei Monaten beschwerdefrei [18,21,22]. Beim Rückenschmerz spielt also die **Spontanheilung** eine beträchtliche Rolle [19,20,23-25]. Selbst bei nachgewiesenen deutlichen Bandscheibenprotrusionen lassen die Schmerzen und die neurologischen Ausfälle nach einigen Wochen gänzlich nach [26], während das computertomographische Bild unverändert bleibt. KRÄMER u. WILCKE [27] beschrieben die Spontanbesserung von operativ vorgemerkten Bandscheiben-Patienten mit dem Begriff "Wartelistenphänomen".

Dennoch ist ein diagnostischer und therapeutischer Nihilismus fehl am Platz, weil

- das Myelon, die Cauda oder die Nerven durch eine Kompression durch Bandscheiben oder knöcherne Teile irreversibel geschädigt werden können
- sich hinter einer „Lumboischialgie“ bzw. einem "LWS-Syndrom" ernstere Erkrankungen wie Bandscheibenvorfälle, Tumore, ein M. Bechterew [22], abdominelle, gynäkologische oder urologische Erkrankungen, Aortenaneurysmen [28] oder andere Krankheiten verbergen können.
- ein Rückenleiden chronifiziert werden kann und damit oft unheilbar wird.

Während einer Therapieserie können sich manchmal die Symptome verschlechtern, so dass eine plötzliche operative oder medikamentöse Behandlung notwendig werden. Daher sollte jeder Patient mit Rückenschmerzen schon bei der Erstvorstellung nach orthopädischen und neurologischen Gesichtspunkten gezielt untersucht und später weiter kontrolliert werden.

Bei der Diagnostik von Rückenschmerzen sind zwei Blickwinkel sinnvoll:

- die "mikroskopische" Perspektive, bei der das betroffene Wirbelsegment und die entsprechende Störung möglichst exakt diagnostiziert werden
- die "universale" Perspektive, wo die ganze Wirbelsäule (Statik, Haltung usw.) und das Umfeld (angrenzende Körperpartien, Gelenke) betrachtet werden.

Beide Perspektiven müssen nicht unbedingt miteinander im Krankheitsprozess verknüpft sein; es kann beispielsweise eine schwere Skoliose vorliegen, die jedoch keine Beschwerden bereitet.

3.1. Anamnese

Die Familienanamnese und die Eigen-Anamnese geben entscheidende Hinweise. Genaue Fragen über Häufigkeit, Lokalisation und zeitliches Auftreten der Rückenschmerzen (tags oder nachts), über Schmerzcharakter, positionsgebundenen Schmerz, Zunahme der Schmerzen unter Belastung oder in Ruhe, Schmerzausstrahlung, Schmerzen beim Husten und Niessen, neurologische Symptome einschließlich Blasen-/Mastdarmstörung, Zusammenhänge mit anderen Krankheiten oder Gelenkaffektionen, Tropenreisen, etc. führen oft schon zu einer Verdachts-Diagnose (z.B. Claudicatio spinalis bei spinaler Enge [29]). Nächtliche Schmerzen sprechen für eine Entzündung oder einen Tumor. Scheinbar unwichtige Äußerungen des Patienten, wie vermehrtes Schwitzen, nächtliche oder belastungsunabhängige Schmerzen, Gewichtsverlust, sowie einfache orthopädische und neurologische Zeichen geben oft schon entscheidende Hinweise [12,22].

Leitsatz

Zieht der Schmerz ins Bein, so ist eine Reizung der Nervenwurzel durch ein laterale Bandscheibenvorwölbung oder einen sequestrierten Bandscheibenvorfall wahrscheinlich [30,31].

3.2. Klinische Untersuchung

Eine Differenzierung von Schmerzen ist durch eine allgemeinmedizinische, gründliche Untersuchung mit Angaben der Bewegungsausmaße möglich. Der **lokale Druckschmerz** ist ein richtungsweisendes Hilfsmittel. Damit lassen sich sowohl die Höhe des akut betroffenen Wirbelsegmentes, wie auch krankhafte Störungen im Extremitätenbereich eingrenzen.

Starke lokale Rückenschmerzen (lokaler Druckschmerz mit oder ohne Bewegungseinschränkung), nur geringe röntgenologische Verschleißerscheinungen und fehlende Zeichen eines Bandscheibenschadens lassen den Verdacht auf entzündliche, osteoporotische oder tumoröse Prozesse aufkommen. Auch völlig schmerzlose Funktionseinschränkungen, die nicht mit dem Alterungsprozess zu erklären sind, müssen abgeklärt werden.

Allerdings entstehen an der Wirbelsäule die Schmerzen nicht immer an dem Ort, der von den Patienten angegeben oder bei der Untersuchung festgestellt wird. Beim Bandscheibenvorfall tritt reflektorisch ein Muskelhartspann auf. Der Muskelhartspann kann zu einer Ausbreitung der Schmerzregion führen. Allerdings können Muskelschmerzen im Bereich der Wirbelsäule auch bei entzündlichen, endokrinen, immunologischen Störungen, neurologischen Erkrankungen, Elektrolytstörungen, internistischen oder rheumatischen Erkrankungen auftreten.

Davon abzugrenzen sind Ansatz-Tendinosen der Rückenmuskeln nach akuter oder chronischer Überlastung, beispielsweise nach langer Schiefhaltung. Zur Diagnosesicherung dient dabei der verstärkte Schmerz bei Bewegung gegen Widerstand.

Verwirrende Termini wie „muskuläre Dysbalancen“ [32] der Rumpf- und Bauchmuskulatur sollten nicht mehr verwendet werden, da derartige Imbalancen bei isokinetischen Messungen nicht verifiziert werden konnten [33].

Die klinische Untersuchung der Wirbelsäule beinhaltet

- die Inspektion, besonders hinsichtlich der Wirbelsäulenform, des Bewegungsmusters oder möglicher Muskelatrophien
- die Palpation – besonders hinsichtlich des Verhaltens der tastbaren Wirbelfortsätze, Rippen, eines Beckentiefstandes, der Iliosakralfugen usw. in Ruhe und bei Bewegung
- den Druck- oder Klopfschmerz mit Angabe der betroffenen Wirbelsegmente
- Prüfung der Irritationspunkte und Muskelansätze
- die Schmerzprovokation durch Bewegungen, Kompression, Stauch- oder Scherbewegungen
- die neurologische Untersuchung (Motorik, Sensibilität, Schmerz-Dermatome, Reflexstatus, Atrophien usw.)
- die Nervendehntests, und hier vor allem das Anheben des gestreckten Beines, aber auch das Lasegue´sche Zeichen [31].
- begleitende Funktionsprüfungen von Gelenken, Muskeln, Sehnen, Nerven und Gefäße im betroffenen Dermatom.

Auch der Extensionstest zur Prüfung einer Bandscheibenprotrusion ist hilfreich.

3.3. Neurologische Untersuchung

Hinweise zur neurologischen Diagnostik sind im Kapitel Diagnostik erwähnt. Die Weichen für die Therapie werden durch die Frage gestellt, ob eine Nervenkompression vorliegt oder nicht [34]. Im ersten Fall muss die den Nerven einengende Ursache lokalisiert, und der Befund dann in eine alte oder frische Nervenschädigung differenziert werden. Die Therapie erfolgt bei frischen Nerveneinengungen auf jeden Fall weniger aktivierend als ohne Nervenbeteiligung.

Leitsatz

Von entscheidender Bedeutung für die weitere Therapie von Rückenschmerzen ist die Frage, ob eine Nerveneinklemmung vorliegt oder nicht.

3.4. Röntgendiagnostik

Röntgenaufnahmen des Skeletts geben Aufschluss über den momentanen Zustand des knöchernen Anteils des Bewegungssystems. Bei Verdacht auf Instabilitäten der Wirbelsäule ist die **Röntgenfunktionsaufnahme der Lendenwirbelsäule in maximal möglicher Vorneigung und Rückneigung** des Rumpfes sinnvoll. Sie gibt Aufschluss über den Funktionszustand der Bandscheiben, der Bandstrukturen, der Wirbelgelenke und der Nervenaustrittslöcher. Gerade bei den Gefügelockerungen und Instabilitäten sind Funktionsaufnahmen aussagekräftig. Es versteht sich von selbst, dass bei einer frischen Wirbelverletzung selbstverständlich keine Funktionsaufnahmen durchgeführt werden dürfen.

3.4.1. Wertung der pathologischen Veränderungen

Degenerative Veränderungen im Röntgenbild sind im Alter häufig und sagen für sich allein nichts über den tatsächlichen Krankheitswert aus. Die röntgenologischen Verschleißerscheinungen sind nur dann als Krankheitsursache in Betracht zu ziehen, wenn diese Veränderungen in der Ausprägung und der Schmerzhöhe mit den Beschwerden bzw. den neurologischen Ausfällen in Einklang zu bringen sind. Gerade bei mehreren röntgenologischen Veränderungen in verschiedenen Segmenten (Osteochondrose, Wirbelgelenksarthrose, Wirbelgleiten) kann nur eine exakte Anamnese und gewissenhafte Untersuchung die Schmerzursache aufspüren.

3.5.Weitere Diagnostik

Weitere Untersuchungen können durchgeführt werden, um die Ursache des Rückenschmerzes einzugrenzen (s. a. [12]):

- Mit Hilfe bewährter und moderner diagnostischer Methoden wie Myelographie, CT einschließlich des Myelo-CT, apparativer neurologischer Diagnostik und Kernspintomographie lässt sich in mindestens 90 % der Rückenschmerzen die lokale Schmerzursache finden. Besonders bei Frakturen der Wirbelsäule ist ein CT unerlässlich, um das Ausmaß des Knochenschadens und die Stabilität des Wirbelkörpers zu überprüfen
- Eine Diskographie kann weitere Hinweise auf degenerative Veränderungen des Nucleus pulposus geben, wobei ein Schmerzanstieg (durch Erhöhung des Bandscheiben-Iinnendruckes) das Zeichen für eine Bandscheibenprotrusion darstellt [35]. Die für die konservative Therapie wichtige Differenzierung in: Bandscheibenprotrusion oder - prolaps (bzw. Sequester) ist mit der Diskographie möglich
- Durch spezielle Laboruntersuchungen, evtl. auch durch eine Knochenszintigraphie, Leukozytenszintigraphie oder Knochendichtemessung können entzündliche, rheumatische Erkrankungen, oder Stoffwechselstörungen der Wirbelsäule abgeklärt werden
- Eine diagnostische Wirbelkörperpunktion mit mikrobiologischer und histologischer Untersuchung des Punktates ist bei Verdacht auf eine Spondylitis in Erwägung zu ziehen [36]
- Das Tragen eines temporären stabilisierenden Mieders ist zur Diagnostik bei Verdacht auf Instabilitäten angebracht. Eine Schmerzlinderung spricht für die Instabilität als Schmerzursache
- Injektionen mit einem Betäubungsmittel in ein arthrotisches Wirbelgelenk oder an einen defekten Gelenkfortsatz bei Spondylolyse können ebenfalls die Schmerzursache eingrenzen
- Die Überprüfung der Pulse gibt Aufschluss über eventuelle Durchblutungsstörungen oder arterielle Engpaßsyndrome (z.B. Scalenus-Syndrom), wobei auch die Funktionsprüfung in hyperextendierter Stellung des Armes nicht vergessen werden darf. Zur Quantifizierung ist die Dopplersonographie der Blutgefäße erforderlich
- Nieren-, Aorten- und Abdominalkrankheiten sollten ebenfalls ausgeschlossen werden.

3.6. Klassifizierung chronischer Rückenschmerzen

Für die Therapie, Verlaufsbeobachtung, Prognose und Begutachtung ist folgende Unterteilung der Ursachen von Rückenschmerzen – bei neurologischen Störungen jeweils mit dem Zusatz der betroffenen Nervenwurzel - hilfreich [18,29,37]:

1. **arthrogen** („Blockierungen“; Verschleiß der kleinen Wirbelgelenke, Gicht)
2. **knöcherner Kontakt** (M. Baastrup, Nearthrose beim hypertrophen Querfortsatz)
3. **Bandscheibendegeneration** (Osteochondrose)
4. **Pathologische Instabilität** (Gefügelockerung, Spondylolyse mit Drehgleiten, Spondylolisthesis, Z.n Bandzerrung oder Riss)
5. Bandscheiben**protrusion** (ligamentärer Schmerz bei Quellung der Bandscheiben, Reizung der dorsalen Spinalnerven)
6. Bandscheiben**prolaps** bzw. -**Sequester**
7. andere Ursachen (angeborene oder erworbene Defekte, Spina bifida etc.)
8. Erkrankungen der **Iliosakralfuge** (Blockierung, Entzündung)
9. **rheumatische** Krankheiten (Chronische Polyarthritis, Psoriasis, Gicht, M. Bechterew etc.)
10. **Knochenstoffwechsel**krankheiten (Osteoporose, Osteomalazie, Paget etc.)
11. **entzündliche** Veränderungen
12. **Unfallbedingte** Veränderungen
13. **Neurologische** Erkrankungen (Syringomyelie, Neurofibromatose etc.)
14. **Tumor.**

Häufig führen Ursachen-Ketten zur Verstärkung der Schmerzen bei anfangs nur geringen Beschwerden (z.B. Bandscheibendegeneration mit daraus folgender Instabilität und Wirbelgelenksarthrose). Auch Kombinationen aus mehreren Störungen sind möglich. Im Allgemeinen kann die Hauptursache für den Schmerz, beispielsweise durch Funktions- und Belastungsprüfungen herausgearbeitet werden. Eine falsche Indikationsstellung zur Bandscheibenoperation lässt meistens diese Einteilung außer Acht [38,39].

Gerade bei Patienten, bei denen die ganze Wirbelsäule degenerativ (Osteochondrose) und/oder statisch (Skoliose) verändert ist, muss exakt diagnostiziert werden, in welchem Segment welche Ursache (Gefügelockerung; Bandscheibenschäden; u. a.) die Schmerzen hervorruft.

Erfahrungsgemäß ist weder eine hyper- noch ein hypomobile Wirbelsäule schmerzhaft, sofern die vermehrte oder verminderte Beweglichkeit sich harmonisch über alle Segmente verteilt. Schmerzen treten erst dann auf, wenn

- in der Nachbarschaft eines versteiften Segments (wie bei einer Skoliose, operativen Wirbelsegmentversteifung, knöchernen Osteochondrose u.a.) die freien Segmente wie ein Scharnier überlastet werden. Diese Fehlbelastung führt zu stärkeren Scher- und Torsionskräften, woraus eine Gefügelockerung und schließlich das Drehgleiten resultieren.
- in einem beweglichen Wirbelsäulenteil ein Segment durch eine Störung (Blockierung, Bandscheibendegeneration, Spondylarthrose u.a.) in der Beweglichkeit reduziert wird. Hier ist das betroffene Segment selbst in seiner Beweglichkeit schmerzhaft herabgesetzt.

4. Therapie

Während bei der Behandlung des **akuten** Rückenschmerzes ein gewisser Konsens besteht hinsichtlich der passiven Therapieformen - wie kurzzeitige Bettruhe (nicht länger als 4 Tage), Schmerzmedikation, Injektionstherapien, entlastende Physiotherapie, Korsettanwendungen -, ist die Behandlung des **chronischen** Symptomkomplexes schwierig. In der Trainingstherapie wird es sicher nicht ausreichen, nur ein einziges Konzept zu verfolgen. Vielmehr ist es oft hilfreich, wenn aus allen Bereichen der physikalischen und rehabilitativen Medizin eine Kombination der Therapieformen (z.B. isometrische Spannungsübungen im Schlingentisch mit milder Extension, Wärme usw.) angewendet wird. Daher werden die entsprechenden Therapien hier ausführlich besprochen.

Trotz einer großen Zahl an konservativen Behandlungsmöglichkeiten, beispielsweise der Versorgung mit einem Korsett [40], der krankengymnastischen Übungsbehandlung [32,41], der Rückenschule [25,42-44], Chirotherapie [45] oder der Extension [46] hat sich bei Rückenschmerzen keine Methode als wirklich effektiv hervorheben können [47]. Werden randomisierte Studien unter wissenschaftlichen Kriterien durchgeführt, stellt sich heraus, dass die Wirkung der konservativen Therapien nicht besser ist als die spontane Heilungsrate [18-20,48].
Selbst ein maßgeschneidertes Rückenschulprogramm beeinflusst die anschließende Krankheitshäufigkeit nicht, lediglich die Krankheitsdauer im Jahr wird geringfügig reduziert [49]. Wie schnell die konservative Behandlung von Rückenschmerzen an Grenzen stößt, lässt sich daran ermessen, dass noch 1936 - vor der operativen Ära - ein Patient mit Bandscheibenvorfall an einer Nierenbeckenentzündung sterben musste, wenn als Folge einer Blasen-Mastdarmstörung eine Blaseninfektion eintrat [50].

Dagegen hat die operative Behandlung der Wirbelsäulentherapie große Fortschritte gemacht [51]. Die operative Entfernung von Bandscheibenprotrusionen oder -sequestern, die operative Versteifung von

Wirbelsegmenten wegen Gefügelockerung oder Wirbelgleiten, die Verödung von Wirbelgelenken mit Wärme oder Kälte, die Freilegung von narbig oder knöchern ummauerten Nervenwurzeln, die operative Erweiterung des Spinalkanals bei spinalen Stenosen, und andere spezifische Verfahren sind segensreiche Operationsmethoden, die einem großen Teil der schmerzgeplagten Patienten Linderung bringen.

Allerdings bleiben trotz verfeinerter Operationsmethoden (Nucleolyse und percutane Nucleotomie) manche Patienten von operativen Fehlschlägen und Spätkomplikationen nicht verschont [17,39,52]. Diese therapeuischen Misserfolge werden in der Literatur unter dem Begriff FBSS (failed back surgery syndrome) eingeordnet. Die Praxis zeigt, dass bei jeder weiteren Operation, bei der versucht wird, die chronischen Schmerzen zu beheben, die Operationsrisiken steigen [53] und die Chancen auf Heilung sinken. Mitunter kann dann selbst durch eine operative Nervendurchtrennung (Sympathektomie) nur noch bei 6 % der schmerzgeplagten Patienten eine Besserung erreicht werden [54].

Zudem ist 4 bis 10 Jahre nach der Behandlung eines Bandscheibenvorfalles kein Unterschied mehr zwischen einer operativen oder konservativen Therapie festzustellen [55]. Daher findet in den letzten Jahren die konservative Behandlung von Rückenschmerzen wieder mehr Berücksichtigung [13]. Selbst bei der spinalen Stenose wird die konservative Therapie vorgezogen [56]. Immerhin zeigten die altbewährten Methoden bei 10404 ambulanten Patienten mit Rückenschmerzen in 70 - 85% Erfolge [57].

4.1. Belastung und Entlastung der Wirbelsäule

Auf die Wirbelsegmente wirken vor allem die Schwerkraft des Oberkörpers und Muskelkräfte ein.

Kraftrichtung im Stehen oder Sitzen	Kraftursache	schmerzlindernd	schmerzverstärkend
Axiale Kräfte (Kompression)	Schwerkraftwirkung des Oberkörpergewichtes (OKG)	0 Im Allgemeinen keinen großen Einfluss auf die Rückenschmerzen bei Neutralhaltung bei senkrechter Kraftübertragung und intaktem Wirbelsegment	++ bei akuter/m ▪ Bandscheibenprotrusion ▪ Bandscheibenprolaps ▪ Wirbelkörperfraktur + bei ▪ Knöchernem Kontakt ▪ Spondylolisthesis
Drehkräfte	OKG und - Seitneigung, - Rotation des Oberkörpers - Torsion/ Rotation eines Segmentes	0 Keine Schmerzlinderung, eher schmerzverstärkend	+++ bei ▪ Asymmetrie, einseitige Lyse oder Fehlform eines Segmentes, ▪ allen akuten und bei fast allen chronischen Segmentschäden
Scherkräfte	OKG und - Vor-/Rückbeugen oder - Schrägstellung des Segmentes	0 Keine Schmerzlinderung, eher schmerzverstärkend	++ bei ▪ Bandinsuffizienz, ▪ Spondylolisthesis, ▪ vielen akuten und chronischen Segmentschäden
Zugkräfte (Traktion)	Extension von Ober- und Unterkörper	+++ Im Allgemeinen deutliche Schmerzreduktion	0; ++ bei: ▪ Bandscheibenprotrusion ▪ Reizung der Bänder ▪ Entzündung u.a.
Kippung: Eine Seite des Segmentes Kompression, andere Seite Zugkräfte	OKG und - Seitneigen, - Schrägstellung des Segmentes	0; + Schmerzlinderung durch Entlastung einer einseitigen Nervenkompression	++ bei ▪ vielen degenerativen Veränderungen, ▪ einseitiger Nervenkompression ▪ gekipptes Segment bei Skoliose
Alle o. a. Kräfte, hauptsächlich aber Kompression	Anspannung der Rumpfmuskeln, des M. iliopsoas	- im akuten Stadium eher schmerzverstärkend. ++ schmerzlindernd bei chronischen Veränderungen oder bei Anspannung der Bauchmuskeln beim Heben von Lasten	++ bei vielen akuten und einigen chronischen Wirbelsäulenkrankheiten

Tab. 2
Kräfte, die im Stehen oder Sitzen auf ein Wirbelsegment einwirken. Je nach Kyphosierung oder Lordosierung verändern sich die Kraftrichtungen. Auch pathologische Veränderungen des entsprechenden Wirbelsegmentes verändern die Kraftrichtung. Bewegungen im Alltag und

physiotherapeutische Übungen sind häufig Kombinationen aus diesen Krafteinwirkungen. Im Liegen gilt diese Übersicht nicht, hier entspricht das Oberkörpergewicht einem Lasthebel.

Gerade bei degenerativ oder operativ veränderten Wirbelsegmenten ist es notwendig, durch ein Haltungstraining die schmerzfreie Neutralposition zu finden und durch einen Muskelaufbau zu stabilisieren.

Bettruhe, therapeutische Injektionen und Manualtherapie sollten beim chronischen Rückenschmerz - wenn überhaupt - nur bei akuten Exacerbationen angewendet werden [18]. So schnell wie möglich sollte der Patient einer aktiven Behandlung zugeführt werden.
Allerdings wird die aktive Übungsbehandlung oft nur in rückenschonender Lagerung, Haltung oder nach Versorgung mit einem stabilisierenden Korsett möglich sein.

Leitsatz
So früh wie möglich soll bei Rückenschmerzen mit einem aktiven Therapieprogramm begonnen werden, wobei eine rückenschonende Lagerung oder Haltung die Grundlage bildet.

Die Belastung der Wirbelsegmente bei verschiedene Haltungs- und Lagerungsposition wurden durch viele Experimente geprüft. Das Liegen bedeutet bei allen Untersuchungen die geringste Belastung für die Wirbelsäule. Auch Übungen im Vierfüsslerstand sind kaum belastend. Nur geringfügig belastender ist das **Sitzen**, wenn die Rückenlehne mehr als 30 - 40 ° zurückgeneigt ist und ein Großteil des Oberkörpergewichtes dadurch auf die Lehne abgeleitet werden kann. Etwas mehr Belastung bedeutet das Stehen, anschließend folgt das aufrechte Sitzen. Das freie Gehen, unabhängig von der Geschwindigkeit, lässt die Belastung der Wirbelsäule ansteigen [58].

Haltung	Belastung
Liegen Bauchlage	*
Liegen Rückenlage	*
Liegen Seitlage	*
Sitzen mit Lehne, 30 Grad nach hinten geneigt	**
Sitzen aufrecht, Zugübungen über Kopf ("Latissimus-Zug")	**
Gehen mit Achselstützwagen	**
Gehen und Stehen im Wasser, Oberkörper eingetaucht	**
Gehen mit zwei Unterarmgehstützen	**
Sitzen aufrecht ohne Lehne	***
Stehen	***
Treppaufsteigen	***
Gehen	****
Gehen mit einer Gehstütze	****
Treppabsteigen	****

Tab. 3
Geringe (*) und hohe (****) Kompressionsbelastung der Wirbelsegmente der LWS bei verschiedenen Ausgangsposition für die Trainingstherapie [58-60].

4.1.1. Lagerung
Schon die Positionsänderung vom Stehen oder Sitzen zum Liegen hat eine deutliche Druckentlastung der Bandscheibe und damit eine bessere Diffusion des Gewebes zur Folge [59,60]. Gereizte und ödematös verdickte Nerven können dadurch entlastet werden [27]. Auch die Kompressionskraft auf die

Wirbelgelenke nimmt im Liegen deutlich ab, wobei die Unterschiede zwischen Bauch-, Rücken- und Seitlage gering sind. Dies konnte sowohl bei Messungen des Bandscheibendruckes wie auch mit Meßsendern, welche in einem Wirbelsäulen-Fixatuer-Intern angebracht waren [58], bestätigt werden.

Spezielle Lagerungstechniken sind seit Jahren bekannt [61]. Mitunter verspüren Patienten mit Bandscheibenvorfall bei Stufenbettlagerung Linderung, andere deutlich vermehrt Schmerzen. Dies ist mit der Lage des Sequesters oder der Bandscheibenvorwölbung im Spinalkanal zu erklären [37]. Aber auch Verwachsungen oder Ödeme der Nervenwurzeln führen zur Schmerzverstärkung bzw. -linderung bei unterschiedlichen Lagerungs-Positionen (Abb. 11). Eine Bauchlagerung mit Seitneigung, die dann im Stehen fortgesetzt wird, soll einen Bandscheibenvorfall sogar etwas reponieren können [62].

Kyphosierende Lagerung: Liegt die Einengung im Nervenwurzelloch, so erweitert die Kyphosierung der Wirbelsäule durch das Auseinandergleiten der Gelenkfortsätze das Neuroforamen; dies bedeutet eine Besserung der Symptomatik. Die Kyphosierung ist meist auch bei akuten Reizzuständen der Wirbelgelenke hilfreich. Bei einer spinalen Enge können die Beschwerden durch eine Lordosierung verschlimmert und durch Kyphosierung gebessert werden [17].
Lordosierende Lagerung: Eine Störung der Gleitfähigkeit der Nervenwurzeln (Verwachsungen), die wie Sehnen im Spinalkanal verschieblich sind, kann Schmerzen hervorrufen [63,64]. Hier ist oft die Lordosierung schmerzlindernd, weil der Zug an den verklebten Nervenwurzeln nachlässt. MCKenzie gibt sogar an, durch Aufrichten des Oberkörpers aus der Bauchlage Bandscheibenprotrusionen reponieren zu können [62].
Lagerung der Beine: Manche Patienten verspüren bei Nervenwurzeleinklemmungen schon Linderung, wenn sie die Wirbelsäule nur seitlich biegen, wodurch es zur einer Erweiterung des Nervenloches, oder zu einer Entspannung der Nervenwurzel kommt [37]. Bei Verwachsungen der Nerven im Spinalkanal kann ebenfalls die Hüftstellung, sowie auch die Lordosierung der Wirbelsäule zu einer Entspannung der Nervenstränge führen [64]. Daher ist die Schmerzänderung bei verschiedener Lage der Beine, und zwar besonders bei Abduktion oder Adduktion der Hüften, zu beachten.

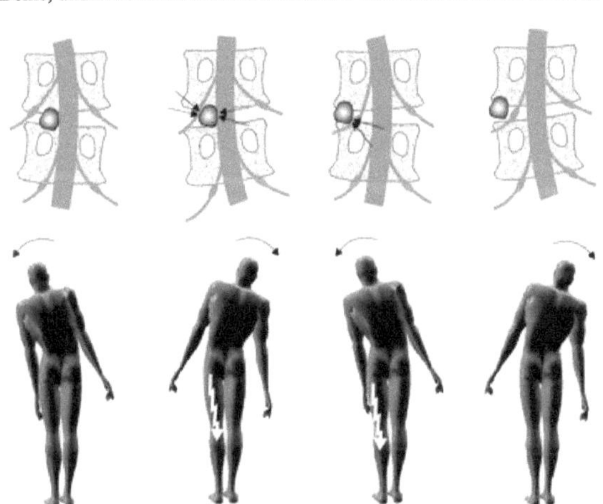

Abb. 11
Je nach Lage des Bandscheibenvorfalles kann eine Seitneigung nach rechts oder links die Beschwerden bessern oder verschlimmern. Auch die Ischiasskoliose ist eine reflektorische Haltung, die der Körper unbewusst einnimmt um der Einklemmung der Nervenwurzel auszuweichen (nach WHITE und PANJABI, 1978[65]).

Somit kann festgehalten werden, dass es keine einheitliche Lagerung zur Schmerzlinderung gibt [37,64]. Vielmehr muss die entlastende Haltung mit

Hilfe des Patienten, der mit dem Schmerz über ein feines diagnostisches Instrument verfügt, erarbeitet werden. Hier kann auch der "bicycle test" von VAN GELDEREN weitere Hinweise geben [64]. Die optimale Lage kann am günstigsten zusammen mit dem Therapeuten im Schlingentisch erarbeitet werden.

Leitsatz
Die schmerzlindernde Lagerung des Patienten, von der aus auch eine Übungsbehandlung durchgeführt werden kann, ist sehr verschieden und muss individuell erarbeitet werden.

So kann aus der Rücken- oder Bauchlage eine intensive medizinische Trainingstherapie zur Muskelkräftigung erfolgen, ohne dass ein Wirbelsegment einer verstärkten Belastung unterworfen wäre. Sogar mit Hanteln ist in dieser Position ein Training möglich.

4.1.2. Die Extension

Gerade bei Schmerzen ist es oft hilfreich, die Übungsbehandlung unter milder Traktion des Wirbelsegmentes zu beginnen. Verschiedene Versuche zeigten die mechanische Wirksamkeit der Extension:

- Bei einer Traktion mit 50 % des Körpergewichtes kommt es zu einer Reduzierung des Druckes in der Bandscheibe um 25 % [66]
- Beim Bandscheibenvorfall bewirkt eine Extension das Zurückfließen des Kontrastmittels aus dem Spinalkanal in die defekte Bandscheibe; nach Beendigung der Traktion allerdings stellen sich die Bandscheibendefekte wieder unverändert dar [67]
- Bei Halswirbelsäulenverletzungen kann eine Luxation der Wirbelgelenke durch eine langsam zunehmende Extension fast immer gefahrlos reponiert werden. Dabei werden relative hohe Extensionskräfte von 36 kp, maximal sogar bis 63 kp angewendet [68]
- Auch bei röntgenologisch vorliegendem Wirbelgleiten wurden durch Traktion und Kompression der Wirbelsäule Positionsänderungen der Wirbelkörper festgestellt [69].

Im klinischen Bereich werden die möglichen Wirkungen einer Extension als Dehnung des Bandapparates und der verhärteten Muskulatur, als Weitung des Nervenaustrittsloches oder als Verbesserung der Bandscheibenversorgung durch einen Pumpmechanismus beschrieben [2,37,61]. KRÄMER [37] differenziert Bandscheibenschäden anhand einer Probe-Extension in „Protrusion“ und „Prolaps“: Während bei einer Protrusion der Faserring der Bandscheibe intakt ist und eine Extension hier schnell die Schmerzen lindert, tritt beim Prolaps keine Änderung der Beschwerden unter Extension ein. KRÄMER benutzt die Extension daher auch als diagnostisches Mittel zur genaueren Differenzierung. SCHWARZ et al. [46] setzen die vertikale Extension bei Lumboischialgien und Bandscheibenvorfällen erfolgreich ein. Kelp [70] berichtet über eine Schmerzlinderung durch Extension in einer Fliehkraftzentrifuge. Wenn eine Wirbelsäulentraktion gezielt angewendet wird, kann durch die Entlastung der Wirbelsäule ein günstiger Einfluss auf die Schmerzen erreicht werden [18].

Andere Autoren [67,71] halten dagegen die Extension bei Rückenschmerzen für unwirksam. Selbst Extensionsgewichte von 36 - 61 kg zeigten in einer kontrollierten Studie bei Patienten mit Ischiasschmerzen über drei Wochen keinen deutlichen Erfolg [72].

Gefährlich wird die Traktion, wenn dabei das Rückenmark oder die Nervenfasern über ein bestimmtes Maß hinaus extendiert werden [73]. Dies ist aber nur bei Verletzungen oder Operationen der Wirbelsäule (z.B. operative Aufrichtung einer Skoliose) möglich.

4.1.2.1. Wirkung der Extension

- maschinelle Extension: KAGANAS [61] beschreibt die Zugbehandlung der Wirbelsäule auf maschinellen Extensionsliegen als sehr wirksam, weil die verspannten Muskeln durch ständige rhythmische Extensionen ermüden und Kontrakturen nachlassen. Über ähnliche Erfolge wird bei maschineller Extension von Cervicalsyndromen berichtet [74]. Allerdings zeigen eigene Erfahrungen, dass eine Maschine nicht auf Schmerzäußerungen des Patienten reagiert; schmerzfördernde oder schmerzlindernde Lagepositionen werden also nicht erarbeitet. Der unspezifische Zug hat oft eher eine Ver-, als eine Entspannung der Muskulatur zur Folge und ist daher **nicht empfehlenswert**.

- manuelle Extension: Ein Therapeut extendiert, gerade im Halswirbelsäulenbereich, mit manuellem Zug viel dosierter. Er kann die Änderung des Muskeltonus während der Entspannung, sowie die Lordosierung und Kyphosierung berücksichtigen [75], und bei Komplikationen sofort reagieren. Das Vertrauen in den Therapeuten führt zu einer besseren Entspannung des Patienten. Im Allgemeinen werden die manuellen Traktionsmaßnahmen als erfolgreich beschrieben [76].

- Die Verwendung eines Schlingentisches ist, auch im LWS-Bereich, von größtem Nutzen: Der betreuende Therapeut kann mit dem entspannten Patienten die schmerzfreie Lage erarbeiten.

- Falls dieser Zug auf Dauer nicht toleriert wird, kann auch die Streckbandage nach KRÄMER angewendet werden. Oft reicht schon das Körpergewicht des Patienten bei leichter Tieflage des Oberkörpers im Schlingentisch als Extensionskraft aus. Die Behandlung wird mehrmals täglich für etwa eine Stunde durchgeführt und führt häufig zu einer völligen Schmerzreduktion während der Extension, wodurch Analgetika eingespart werden können. Natürlich muss sich der Patient bei zunehmenden Schmerzen sofort melden.

- Dauerextensionen (steigernd auf tags 20 - 25 kg, nachts 10 - 12 kg) über mehrere Tage mit strenger Bettruhe und Lagerung auf Kniebock oder Knierolle [61] sind mit Vorsicht zu betrachten: Ein langdauernder starker Zug auf die Wirbelsäule kann zu Schäden führen [20]. Die Immobilisation fördert zusätzliche Probleme, wobei unter Umständen durch die Manschetten auch Abschnürungen mit Durchblutungsstörungen und Thrombosen auftreten.

- Von größtem Nutzen sind milde Extensionen im Bewegungsbad, wobei das Wasser nicht zu kalt (also unter 32° C) liegen sollte.

- Manche Patienten verspüren beim Gehen stärkere Linderung als im Liegen. Dies muss respektiert werden [37], wobei dann die Entlastung der Bandscheiben mit einem Gehwagen, Deltawagen oder mit Achselstützen versucht werden kann.

4.1.3 Haltung und Rückenschmerz

NACHEMSON [20] stellte fest, dass die Variation des Lumbosacralwinkels keine klinische Bedeutung hat, wenn sie zwischen 0 ° und 60 ° (bei Männern) bzw. 0 ° - 80 ° (bei Frauen) liegt. Dies lässt sich durch den klinischen Alltag bestätigen: Die Varianz der Wirbelsäulenformen ist ausgesprochen hoch und steht in keinem Zusammenhang mit den klinischen Beschwerden. Auch scheint die Kraft der Bauchmuskeln im Gegensatz zur allgemein gültigen Hypothese keinen Einfluss auf die Ausprägung der Hyperlordose zu haben [33].

Gleichwohl ist bei einem pathologisch veränderten Wirbelsegment doch recht häufig eine pathologische Statik und Haltung festzustellen: Ein verstärktes Hohlkreuz, verbunden mit einem Übergewicht und einem vorwiegend stehenden Beruf führt im Lauf der Zeit fast immer zur Bandscheiben- und Wirbelgelenkdegeneration im unteren LWS-Bereich.

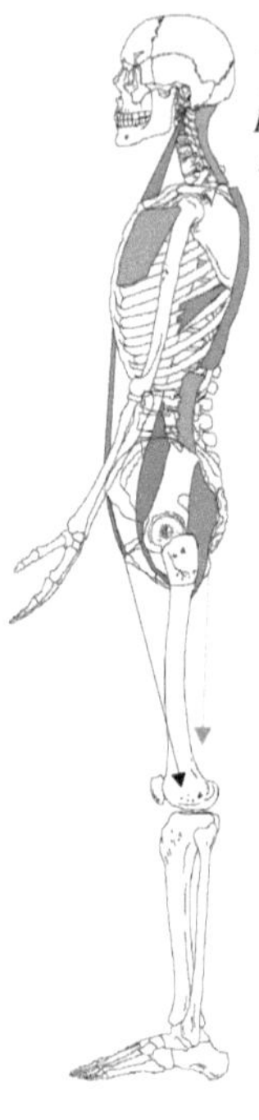

Abb. 12
Erarbeitung einer Neutralposition beim Hohlrundrücken: Um eine zu starke Hohlkreuzbildung im Lendenwirbelsäulenbereich und eine Rundrückenbildung im Brustwirbelbereich zu kompensieren, müssen die rot dargestellten Muskeln gekräftigt und die grau dargestellten Muskeln gedehnt werden.

Zwar scheint es trotz intensiver therapeutischer Bemühungen fast unmöglich, Patienten eine andere Körperhaltung bzw. andere Beckenkippung anzutrainieren [20]. Andererseits sind schon kleine Änderungen der Haltung und der Wirbelsäulenstatik häufig schmerzlindernd (Abb. 12).

Im akuten Stadium des Rückenschmerzes halten viele Patienten krampfhaft ihre Lendenwirbelsäule in einer reflektorischen Kyphose bzw. Skoliose. TROUP [64] nimmt an, dass diese sog. "Ischiasskoliose" aus einer Reaktion der Muskulatur entsteht, die durch diese Fehlhaltung eine komprimierte Nervenwurzel zu entlasten sucht. Diese Zwangshaltung ist für das betroffene Wirbelsegment häufig entlastend und sollte daher zunächst belassen werden. Treten aber Fehlbelastungen anderer Segmente auf, ist es sinnvoll, die pathologischen Haltungen therapeutisch durch Muskeltraining und Dehnungsübungen kompensieren zu versuchen.

Verstärkte Kyphose der Brustwirbelsäule			
	Ursache	*Krafttraining für*	*Dehnung der*
M. Scheuermann	Anlagebedingte Schwäche der Wirbelkörper	**Rückenstrecker** (Vorsicht wegen Überlastung der Wirbelkörper)	Brustmuskulatur
Alters-Kyphose	Schwäche der Muskulatur	Dosiert: **Rückenstrecker**	Brustmuskulatur, Hüftgelenke, Schultern
Osteoporose	Einbruch der Wirbelkörper	Im akuten Stadium **nicht sinnvoll**	Brustmuskulatur, Hüftgelenke, Schultern
Verstärkte Kyphose der Lendenwirbelsäule			
	Ursache	*Krafttraining für*	*Dehnung der*
altersbedingt	Degeneration der Wirbelsegmente	**Rückenstrecker, Schulterblattmuskeln**	Bauchmuskeln und des ganzen Oberkörpers
Andere lumbale Kyphosen	Fraktur, Spondylitis, Osteoporose u. a.	**Rückenstrecker**, je nach Ausheilungsstadium	
Verstärkte Lordose der Lendenwirbelsäule			
	Ursache	*Krafttraining für*	*Dehnung der*
habituell	Anlagebedingt	**Bauchmuskulatur** und **Hüftstreckmuskulatur**, für **ischiokrurale Muskeln**, für den distalen Anteil des **M. adductor magnus** [77], **M. glutaeus maximus.**	M. iliopsoas, M. rectus femoris, M. sartorius, vorsichtige Dehnung der lumbalen Rückenstrecker bzw. des dorsalen Bandapparates
alimentär	Massive Adipositas		
Kompensatorisch bei Kyphose der BWS			
Sport	z.B. einseitiges Krafttraining der Rückenstrecker bei Gewichthebern (s. Abb. 13)		
Seitliche Verbiegungen			
	Ursache	*Krafttraining für*	*Dehnung der*
Skoliotische Fehlhaltung	Nervenwurzelreizung = Muskelspasmus	Im akuten Stadium **nicht sinnvoll**	kontrakten Musekln durch milde Extension, vorsichtige Dehnung
Fehlhaltung durch Beckentiefstand	Beinverkürzung, Gelenkkontraktur	**Nicht sinnvoll,** Schuherhöhung effektiver	der verkürzten Muskeln , auch der Kapsel von Hüft- bzw. Kniegelenk
Skoliose	Unklare Genese	**die Muskulatur** auf der **konvexen** Seite der Krümmung und für die **Bauchmuskulatur**	Dehnung der Muskeln auf der konkaven Krümmung

Tab. 4
Durch ein gezieltes Kraft- und Dehnungstraining können einige Fehlformen der Wirbelsäule korrigiert werden.

Ein derartiges Trainingsprogramm ist zur Haltungsverbesserung - sowohl bei Jugendlichen, wie auch bei älteren Personen - angezeigt: Die Wirbelsäule ändert im Laufe des Lebens ihre Form und Statik, wobei **Fehlformen** wie Skoliosen **verstärkt** werden können. Im mittleren und fortgeschrittenen Alter tritt eine Reduktion des normalen Hohlkreuzes oder sogar eine Krümmung nach hinten (lumbale Kyphose) auf, bedingt durch Bandscheibendegeneration und andere degenerative

Wirbelsäulenveränderungen [78]. Die Röntgenaufnahmen zeigen eine Verschmälerung der Zwischenwirbelräume, einen Verlust der sakralen Winkelbildung und/oder eine Verkeilung der Wirbelkörper. Diese Patienten gehen häufig in leicht vorgebeugter Haltung, besonders bei Ermüdung. Durch spezielle Messungen konnte eine - im Vergleich zur Bauchmuskulatur - deutlich Schwäche bzw. Atrophie der Rückenstreckmuskulatur bis hin zur fettigen Degeneration festgestellt werden [79].

Therapeutische Ziele zur Verbesserung der Haltung:

- Die Übungsbehandlung wird nach den Schmerzangaben des Patienten ausgerichtet. Dabei lernt der Patient, seine Wirbelsäule in eine "**Neutralposition**" zu bringen. Diese Neutralposition entspricht der Haltung mit dem geringsten Schmerz, der geringsten biomechanischen Belastung und dem niedrigsten Risiko eines erneuten Bandscheibenschadens [18]
- Bei Fehlhaltungen und Fehlformen (s. Tab. 4), die außerhalb der normalen Varianz liegen und die für die Schmerzen ursächlich sind, sollten Korrekturen in Richtung Neutralposition erfolgen
- Von der Neutralposition aus spannt der Patient seine Muskeln isometrisch wie ein Korsett an. Somit stabilisiert, kann der Patient lernen, die Extremitäten mit oder ohne Gewichte zu trainieren [18].

Nicht zu vergessen ist die Korrektur eines Beckentiefstandes durch eine entsprechende Schuherhöhung. In der dreidimensionalen Wirbelsäulenvermessung konnte festgestellt werden, dass beim einseitigen Hochstand eines Beines die Beckenschaufel nach dorsal kippt [80]. Dadurch treten Scherkräfte auf die Iliosakralfuge und Wirbelsäule auf.

4.2. Weitere Basistherapien beim Rückenschmerz

4.2.1. Physiotherapie der Wirbelsäule

Trotz der vielfältigen, biomechanisch oft konträren Behandlungsarten werden alle Physiotherapien bei Rückenschmerzen als erfolgreich angegeben [23,32,41,45,81]. Die Erfolgsquoten bleiben jedoch nicht unbestritten [20,44,82].
Natürlich ist die ein erfahrener Physiotherapeut, der sich auf eine Methode spezialisiert hat, erfolgreicher, als ein unerfahrener Therapeut. Dennoch kann eine mechanische Störung an der Wirbelsäule nicht durch lordosierende, kyphosierende, mobilisierende oder stabilisierende Kräfte gleichermaßen günstig zu beeinflussen sein.

So ist eine frühe, mobilisierende Lordosierung der LWS nach MCKENZIE mit Einschränkungen bei einigen Bandscheibenschäden, aber sicher nicht bei Spondylarthrose oder eingeengtem Neuroforamen hilfreich. Andererseits geben einige Patienten bei den Stemmübungen nach Brunkow bei Bandscheibenschäden vermehrt Schmerzen an. KRÄMER und WIILCKE [27] lehnen bei bandscheibenbedingten Erkrankungen eine „unsinnige Bewegungstherapie“ ab, um die Spontanheilung nicht zu stören. Auch NACHEMSON [20] weist mit Hinweis auf den steigenden Bandscheibeninnendruck eine mobilisierende Therapie bei Rückenschmerzen zurück.
Wird eine **schmerzhafte Wirbelsäule stabilisiert** (Operation, Korsett o. a.), führt dies meist zu einer deutlichen Linderung der Beschwerden: 22 von 23 Patienten hatten nach einer gelungenen operativen Versteifung ein oder zweier Wirbelsegmente keine Schmerzen mehr - wobei allerdings bei weiteren 25 Patienten die operative Versteifung nicht stabil wurde [77].
Auch eine Korsettruhigstellung führt zur Schmerzreduktion. Daher werden Patienten, bei denen eine operative Versteifung geplant ist, probeweise im Rumpf-Beckengips mit Einschluss eine Oberschenkels ruhiggestellt; sind die Schmerzen verschwunden, ist eine Operation erfolgreich [83]. Ein einseitiger Beckenbeingips stabilisiert vor allem die Region LW4-SW1, die durch ein anderes Korsett nicht so gut ruhig gestellt werden kann [84]. Während die meisten Patienten mit einem Wirbelgleiten

oder einer spinalen Stenose beim Tragen eines Korsetts mit Beckenabstützung Linderung empfinden, hilft es beim chronischen Rückenschmerz eher weniger [85].

Leitsatz

In den meisten Fällen sollte die Therapie einer schmerzhaften Wirbelsäule vorwiegend stabilisierend erfolgen, „unsinnige Bewegungen" sind zu vermeiden

4.2.2. Andere Therapien beim Rückenschmerz

Viele andere Therapien wie Chirotherapie, Manuelle Medizin, Osteopathie, Akupunktur u. a. werden erfolgreich beim Rückenschmerz angewendet. Besonders die Chirotherapie ist ein anerkanntes und wirkungsvolles Verfahren. Bei den sog. Blockierungen, die durch eine genaue Diagnostik erkannt und lokalisiert werden müssen, ist ihre Indikation gegeben. Gerade bei akuten, komplikationslosen Rückenschmerzen kann sie sehr hilfreich sein, aber auch als begleitende Therapie bei Blockierungen oder Verspannung während des aktiven Muskeltrainings. Bei chronischen Rückenbeschwerden wird die Effektivität unterschiedlich beurteilt [86]. Fast allen Untersuchungen über die Effektivität der Chirotherapie ist gemeinsam, dass die positive Wirkung als nur kurzfristig beurteilt wird.

4.3. Krafttraining der Wirbelsäulenmuskulatur

Die zuvor beschriebenen Instabilitäten verursachen häufig Schmerzen: Folglich kann der hohe Anstieg der Rückenschmerzen zwischen dem 30. und 50. Lebensjahr als Zunahme der Verschleißerscheinungen und Gefügelockerungen bei gleichzeitig altersbedingtem Kraftverlust der Rumpfmuskulatur [87,88] gesehen werden. Gefügelockerungen nach einer Bandscheibenoperation sind gelegentlich festzustellen, oder sie haben schon vor der Operation bestanden und zur Bandscheibendegeneration geführt. [89].

Die Stabilität des gesunden Achsorgans ist bei fehlender Muskulatur an sich schon sehr gering, schon bei etwa 7 kg Belastung verbiegt sich die Lendenwirbelsäule [90]. Wenn jedoch Muskeln die Wirbelsäule stabilisieren - ähnlich wie Seile einen Schiffsmast -, kann der Rücken Lasten über 100 kg tragen.

Bei der Skoliose müsste eigentlich mit zunehmender Krümmung die Wirbelsäule durch das Gewicht des Oberkörpers und die schlechtere Statik zusammenfallen. Dies ist aber selbst bei Skoliosekrümmungen von über 90° nicht der Fall. Vielmehr kommt die Verschlimmerungstendenz einer jungendlichen Skoliose irgendwann zum Stehen, was wahrscheinlich durch den Zug der Muskulatur bedingt sein dürfte. Dabei kann die Rückenstreckmuskulatur, welche auf der konvexen Krümmungsseite zwar deutlich an Kraft und Umfang zunimmt, aber wegen der schlechteren Hebelverhältnisse keine große Effektivität zur Korrektur der Krümmung aufweist, nicht die Ursache für das Stehenbleiben der Krümmungstendenz sein. Vielmehr spielen hier die Bauchmuskeln eine große Rolle, weil mit zunehmender Thoraxasymmetrie auch der Hebelarm - vor allem der schrägen Bauchmuskeln - günstiger wird [91].

In der Fachliteratur wird vielfach ein Zusammenhang zwischen chronischen Rückenschmerzen und einer Rumpfmuskelschwäche beschrieben [2,33,90,92-94], und die schmerzlindernde Wirkung des muskulären Aufbautrainings hervorgehoben [95,96]. Nicht allein die Stärke sondern auch die Ausdauer der Rückenmuskulatur korreliert mit der Intensität des Rückenschmerzes [97].

Dieser Zusammenhang bleibt nicht unbestritten [98,99]. Unter anderem könnte die bei Rückenpatienten gemessene Muskelschwäche durch Angst, Schmerz oder psychologische Faktoren bedingt sein [93,100].

Zudem hat ein intensives, 6- wöchiges Muskelaufbauprogramm nach einer Bandscheibenoperation keine Vorteile gegenüber einer traditionellen, mehr passiven Physiotherapie [101]. Allerdings waren bei dieser Untersuchung die Muskelaufbau-Übungen mit einer intensiven Mobilität der Lendenwirbelsäule verknüpft, so dass allein schon daher Beschwerden zu erwarten waren. Umstritten bleibt die Frage, ob "Imbalancen" zwischen Bauch- und Rückenmuskeln [95] einen Einfluss auf Rückenschmerzen haben können.

Außerdem zeigt der klinische Alltag zeigt, dass auch muskulär gut ausgebildete Athleten und Arbeitnehmer an Rückenschmerzen leiden. Dies kann jedoch bei genauer klinischer Untersuchung häufig mit entsprechenden pathologischen Veränderungen (Wirbelgleiten etc.) in Zusammenhang gebracht werden.
Einige wenige Autoren sehen in einem übermäßig trainierten Muskelkorsett sogar eine Gefahr, weil dadurch der Biege- und Rotationsdruck auf die Bandscheibe verstärkt wird [2]. Diese Ansicht ist in vielfachen anderen Untersuchungen nicht bestätigt worden.

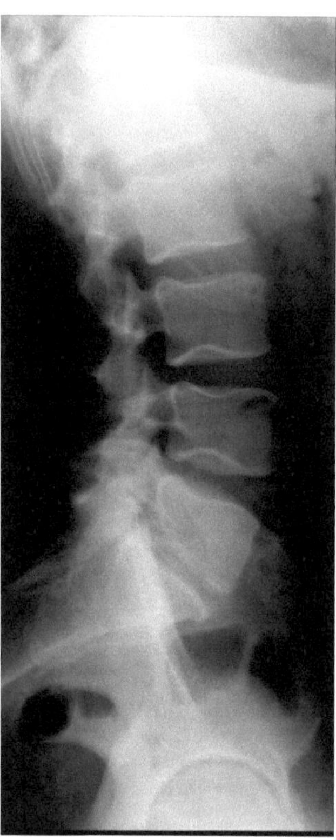

Abb. 13
49-jähriger ehemaliger Gewichtheber (internationales Niveau: Stemmen mit 190 kg, Kniebeugen mit 260 kg), 20 Jahre Krafttraining, der seit einigen Jahren über lumbale Schmerzen nach langem Stehen klagt. Die Untersuchung ergab eine stark ausgeprägte Rücken- und Kniestreckmuskulatur bei nur mäßig trainierter Bauchmuskulatur. Nach Angaben des Sportlers wurden immer nur die Strecker (Heben des Gewichtes), niemals aber die Bauchmuskeln oder die ischiokrurale Muskeln trainiert. Jetzt wird beim Stehen die Lordose der nur diskret degenerativ veränderten LWS verstärkt, weil die kompensatorische Bauchmuskulatur fehlt. Dies führt zu Beschwerden.

Hinweis

Das Krafttraining kann nur gezielt bei bestimmten Erkrankungen eingesetzt werden; bei einer spinalen Stenose ist es beispielsweise zwecklos.

Krafttraining der Rumpfmuskeln bewirkt:

- eine Stabilisation der Wirbelsäule, auch beim Tragen von Lasten [102]. Der M. quadratus lumborum ist dabei noch effektiver als der M. erector spina, möglicherweise durch die bessere Hebelwirkung.
- eine Reduzierung der Rückenschmerzen, vor allem, wenn noch keine stark pathologischen Veränderungen im Bereich der Wirbelsäule festzustellen sind [79].
- eine effiziente Bauchpresse, welche die Wirbelsäule beim Tragen von Gewichten deutlich entlastet [87,103]. Das Prinzip gleicht einem hydraulischen Wagenheber: Der durch die Bauchmuskeln erhöhte Druck im Bauinnenraum hebt die Wirbelsegmente leicht an (s. Abb. 14), wodurch die Wirbelsäule entlastet wird [99,104]. Vor allem bei Seit- und Dreh-, aber auch bei Streckbewegungen wird die Wirbelsäule durch Pressatmung stabilisiert [105]. Zur Erhöhung des Druckes im Bauchraum tragen Gewichtheber einen festen Ledergurt [105,106].
- die besten Erfolge bei der Behandlung von Bandscheibenschäden, wenn die therapeutischen Übungen die Wirbelsäule stabilisieren [18].

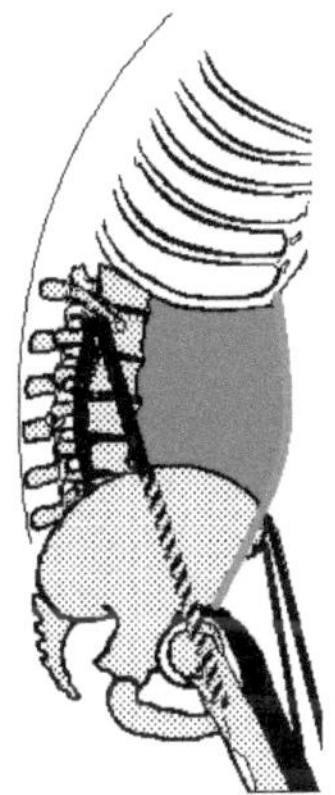

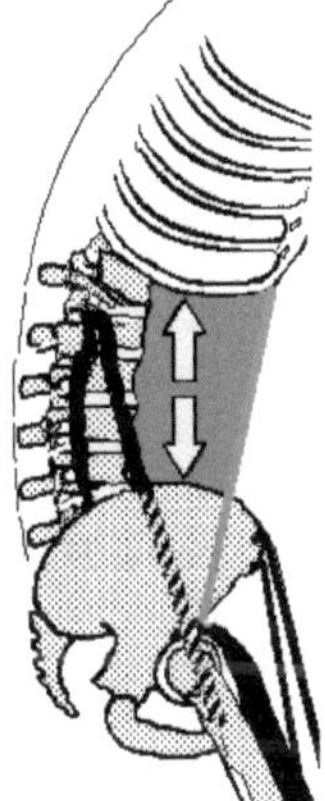

Abb. 14
Wirkung der Anspannung der Bauchmuskeln (rote Linie) auf die Entlastung der Wirbelsäule. Die Bauchpresse wirkt wie ein hydraulischer Wagenheber.

Leitsatz

Aus biomechanischer Sicht ist das Muskeltraining - neben Dehnungsübungen, Korsettbehandlungen oder Schuherhöhungen - die einzige konservative Therapie, die zu einer bleibenden Verbesserung von Haltungsfehlern und Fehlbelastungen führt.

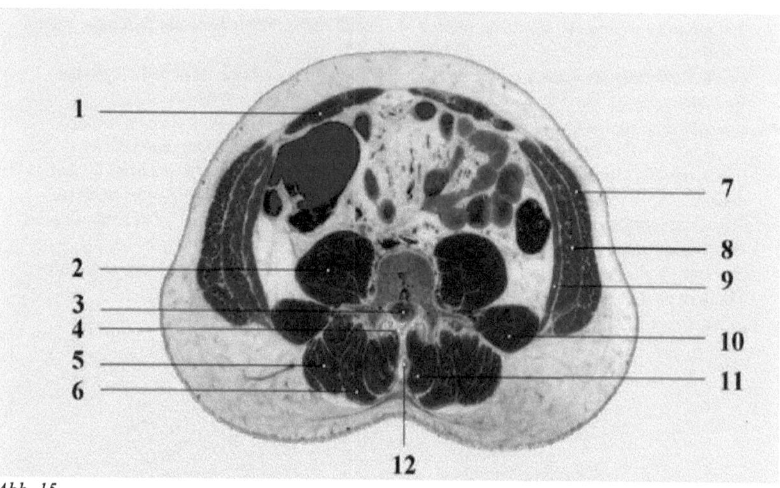

Abb. 15
Wie ein Korsett umspannen die Rumpfmuskeln die Wirbelsäule. Hier zu sehen sind im Querschnitt durch die mittlere Lendenwirbelsäule: 1. M. rectus abdominis, 2. M. iliopsoas, 3. Cauda equina, 4. Lig. flavum, nach dorsal ins Lig. interspinale übergehend, 5.-6. Rückenstreckmuskulatur (Mm. iliocostalis, longissimus u.a.), 7. M. obliquus externus abdominis, 8. M. obliquus internus abd., 9. M. tranversus abd., 10. M. quadratus lumborum, 11. Weitere Rückenstrecker (M. multifidus u.a. und die kleineren Rückenmuskeln), 12. knöcherne Spitze vom Dornfortsatz.

4.3.1. Durchführung des Rumpfmuskeltrainings

Einen Kernpunkt des Muskelaufbautrainings stellt die muskuläre Stabilisierung durch **isometrische Übungen** der Rumpfmuskulatur zunächst im Liegen, dann im Vierfüßlerstand und zuletzt im Stehen und Sitzen dar. Dabei sollte die Muskelspannung, je nach Leistungsfähigkeit des Übenden, zwischen 6 und 12 Sekunden gehalten werden. Gerade die Übungen zur Kräftigung der Bauch- und Rückenmuskulatur werden am besten ohne zusätzliche Gewichte ausgeführt.

Haben die Patienten durch diese Spannungsübungen gelernt, die Haltung zu stabilisieren, können sie in die Praxis des Krafttrainings eingeführt werden. Dabei lernen sie rückenschonende, muskelaufbauende Übungen, die vorwiegend an Zugapparaten unter Haltungskontrolle ausgeführt werden (Trainingstherapie nach GUSTAVSEN). Vorrangig wird zunächst die Halteausdauer (kleine Gewichte, hohe Wiederholungszahlen) trainiert, wodurch auch die Maximalkraft fast ebenso effektiv erhöht wird, wie beim Training mit großen Gewichten. Es ist zur Kräftigung der tonischen Rückenmuskeln also nicht notwendig - in vielen Fällen sogar schädlich - wenn mit großen Gewichten gearbeitet wird. Viel vernünftiger und genauso effektiv ist das Training der Kraftausdauer.

Allerdings ist darauf zu achten, dass die **Kraftübungen** in **Neutralposition** der Wirbelsäule durchgeführt werden. So kann eine Überstreckung des Rückens genauso schädlich sein wie eine Kyphosierung. Die aufrechte Haltung der Wirbelsäule im Stehen oder Sitzen ist eine Grundvoraussetzung für die Vermeidung von Beschwerden beim Krafttraining. Jegliches Vor- und Zurückneigen sollte vor allem bei wirbelsäulenbelastenden Übungen vermieden werden [107].

Übungen in Bauch- oder Rückenlage sind durchweg ungefährlich für die Wirbelsäule, selbst wenn mit hohen Gewichten gearbeitet wird. Auch in Schräglage wird der Rücken entlastet.
Für die Wirbelsäule ebenso ungefährlich sind Zugübungen an Apparaten, bei denen der M. latissimus dorsi beübt wird. Durch den Armzug wird die Wirbelsäule eher ent- als belastet. Hier dürfen auch hohe Gewichte angewendet werden.

Eine Reihe von isometrischen, stabilisierenden Übungen für die Wirbelsäule und Trainingshinweise für den Umgang mit Kraftgeräten sind im Kapitel („Muskelaufbautherapie") aufgeführt. Auch Übungen mit einfachen Hilfsmitteln wie Pezziball, Theraband u.a. sind sehr hilfreich. Die Dehnungsübungen, beispielsweise für den M. iliopsoas und für die Mm. pectorales werden im Kapitel „Flexibilität" beschrieben.

Auch das Training der Hüftmuskulatur ist für die Haltungskorrektur wichtig. Hier ist besonders das Training des Hüftstreckers (M. glutaeus maximus) zu nennen, der das Becken aufrichtet. Wenn diese Übungen im Stehen (nicht in Vorbeugung, weil dadurch eine starke Kyphosierung der Lendenwirbelsäule auftritt) an Geräten ausgeführt wird, ist ebenfalls nur eine geringe Belastung der Wirbelsäule vorhanden.

Die Übungsbehandlung wird ergänzt durch muskelentspannende Therapien (JACOBSEN), physikalische Anwendungen und Massagen, welche die Muskulatur lockern. Wichtig ist bei dem Muskelaufbautraining auch die Regeneration, also die Erholungsphasen zwischen den Übungen, die je nach Leistungsfähigkeit, körperlicher Belastung und Alter unterschiedlich lang sein können. Es ist daher sinnvoll, zwischen den Übungen den Puls zu kontrollieren, zusätzlich sollte auch der Blutdruck gemessen werden.

Leisatz
Beim Krafttraining der Rumpfmuskulatur müssen folgende Bedingungen erfüllt sein:
- **Schmerzfreiheit während und nach der Therapie**
- **rückenschonende Lagerung oder Ausgangshaltung**
- **Krafteinwirkung auf den Körper nur unter Schonung der Wirbelsäule.**
- **keine oder nur geringe Bewegung der betroffenen Wirbelsegmente**

Neben den zuvor aufgeführten Krankheiten sollte ein intensives Rumpfmuskeltraining nicht durchgeführt werden bei:
- akuten neurologischen Störungen
- frischen Wirbelsäulenoperationen
- Entzündungen, Tumore
- schwerer Knochenentkalkung
- frischen Verletzungen
- anderen Krankheiten, die ein Krafttraining ausschließen.

4.3.2. Training der Schulterblatt- und Schultermuskulatur

Besonders effektiv zur Korrektur einer seitlichen Verbiegung (Skoliose) ist das Training der Schulterblattmuskulatur und des M. latissimus dorsi (Abb. 16) [91]. Letztgenannter Muskel hat insgesamt einen stabilisierenden Einfluss auf die LWS.

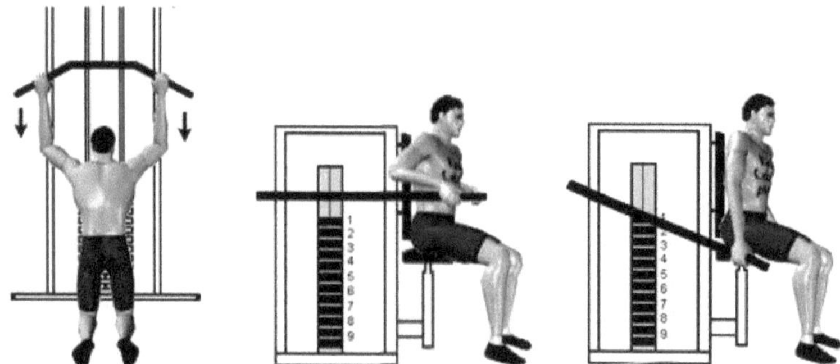

Abb. 16
Das Training des M. latissimus dorsi durch Zug- oder Druckwirkung der Arme in stehender, sitzender oder knieender Position ist für die Wirbelsäule nicht belastend. Hier dürfen auch schwerere Gewichte verwendet werden. Der M. latissimus dorsi stabilisiert die Wirbelsäule am besten.

4.3.3. Training der Rückenstrecker

Die Bauchmuskeln sollten durch ihren besseren Hebelarm (Ansatz an den Rippen und am Becken) eigentlich ein größeres Drehmoment auf die Wirbelsäule aufbringen können als die Rückenstrecker; dies ist aber nicht der Fall: Die Kraft der Bauchmuskeln steht im Vergleich zu den Rückenstreckern bei jungen gesunden Menschen im Verhältnis von 3 : 4 [108]. Jedoch gibt es auch hier große Variationen. Bei Patienten mit Rückenschmerzen ist die Kraft der Rückenstrecker vermindert [33].

Die Rückenstreckmuskeln sind kräftige Stabilisatoren des Rückens. Allerdings ist es schwierig, gerade diese Muskelgruppe zu trainieren, ohne dass eine starke Kompressionskraft auf Lendenwirbelsäule auftritt. Es ist daher besonders wichtig, beim Training der Rückenstrecker eine wirbelsäulenschonende Lage zu finden. Dies ist die Bauch- oder Rückenlage. Weil beim Aufrichten des Oberkörpers aus dem Stand oder aus dem Sitzen neben der Muskelkompressionskraft auch die Gewichtskraft des Oberkörpers hinzukommt, sollten diese Positionen beim Training vermieden werden. Es ist viel günstiger, aus einer hängenden Bauchlage die Rückenmuskeln anzuspannen, weil dann das Gewicht des Oberkörpers - zumindest zu Beginn der Übung - die Lendenwirbelsäule extendiert und nicht komprimiert (s. Abb. 17).

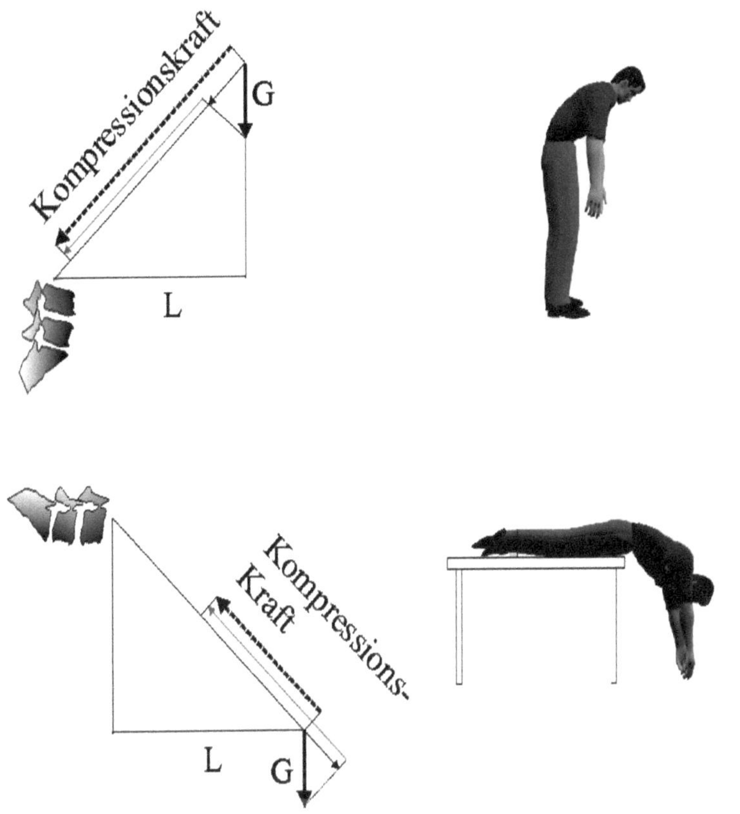

Abb. 17
Die Kompressionskraft auf die Bandscheiben der unteren LWS ist vorwiegend abhängig vom Zug der Rückenmuskulatur (langer, dünner Pfeil). Der Muskelzug ist hier in beiden Übungspositionen (45° geneigter Oberkörper) gleich hoch, weil der Lasthebel "L", sowie auch der Muskelhebel an den Wirbelfortsätzen (= Ansatz der Streckmuskeln –Drehpunkt des Wirbelsegmentes) und das Körpergewicht "G" genau gleich groß sind.
*Bei der Übung im **Stehen** kommt zu dem Muskelzug (langer, dünner Pfeil) jedoch noch **zusätzlich** der auf die Zugrichtung projizierte Kraftvektor des Oberkörpergewichtes (kleiner, dünner Pfeil) hinzu, wogegen dieser Kraftvektor beim **Liegen** nach unten zieht und somit von der Kraft des Muskelzuges subtrahiert wird. Damit ist die gesamte Kompressionskraft (gestrichelter Pfeil) auf die Lendenwirbelsäule bei der Übung in Bauchlage deutlich geringer.*

Das Training der Rückenstreckmuskulatur durch Anheben des Oberkörpers aus der Bauchlage ist zudem sehr effektiv, weil diese Muskulatur dabei intensiv angespannt wird (Abb. 18) [109]. Aus der Bauchlage können aber auch die Beine angehoben werden, wodurch neben den unteren Rückenstreckern auch die Hüftstreckmuskulatur gekräftigt werden. Gleichzeitiges Anheben von Armen und Beinen in der Bauchlage führt zu einer maximalen Anspannung der Rückenstrecker [110].

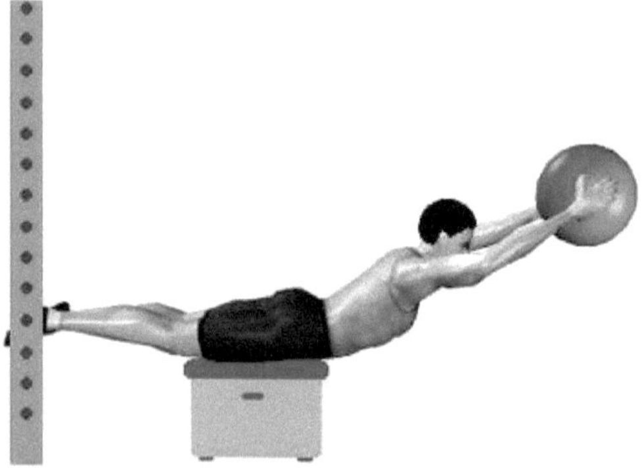

Abb. 18
Diese Übung ist zur Kräftigung der Rückenstrecker in der Rehabilitation sinnvoll, wenn dabei folgende Einschränkungen beachtet werden, die auf dieser Abbildung falsch gemacht werden:

- *Es darf keine starke Überstreckung der Wirbelsäule erfolgen*
- *Eine zusätzliche Last (hier: Medizinball) sollte vermieden werden. Besser ist das Training der Kraftausdauer durch häufige Wiederholungen.*

4.3.4. Training der Bauchmuskeln

Das Training der geraden und schrägen Bauchmuskeln ist durch vielfältige Übungsformen möglich.

Im **Sitzen** oder **Stehen** können die Bauchmuskeln durch Training an Kraftmaschinen gekräftigt werden durch

- Vorneigen des Oberkörpers gegen Widerstand oder
- Rotieren des Oberkörpers gegen Widerstand.

Allerdings sind Kraftübungen im Sitzen wegen der Kyphosierung der Lendenwirbelsäule und der zusätzlichen Gewichtsbelastung durch den Oberkörper nicht bei allen Patienten empfehlenswert.

Übungen in der **Rückenlage** sind prinzipiell gefahrlos und durch zwei Belastungsarten durchführbar:

- Das Anheben des Rumpfes oder
- Anheben der Beine.

Je nach Ausgangsposition (Rückenlage auf geradem oder schrägem Untergrund), je nach Ausführung der Übung (gestreckter Oberkörper, Anheben des Kopfes und Einrollen des Oberkörpers usw.), je nach Kombination mit Dreh- oder weiteren Bewegungen werden ganz unterschiedliche Muskelgruppen angesprochen.

Übung	Beschreibung	Muskelanspannung (EMG)		Kompressionskraft LW 4/5
		M. obliquus externus	M. rectus abdom. oberer Teil	
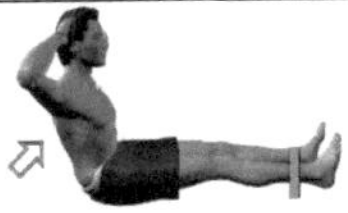	Gerades Aufrichten des Oberkörpers mit Fußfixierung (Sit up)	* *	* * * höchster Wert	* * * höchster Wert
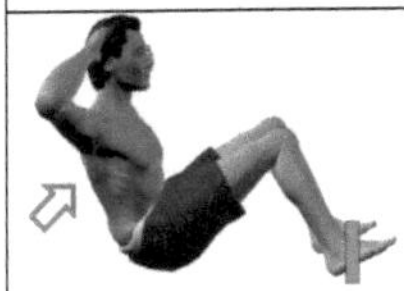	Gerades Aufrichten mit angebeugten Beinen mit Fußfixierung (Sit up)	* * *	* * *	* * *
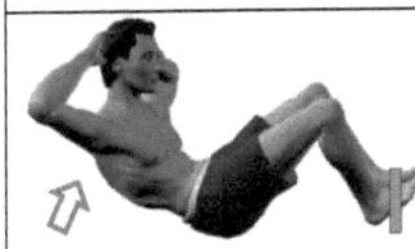	Aufrichten und Einrollen des Oberkörpers (Curl up) mit Fußfixierung	*	* *	*
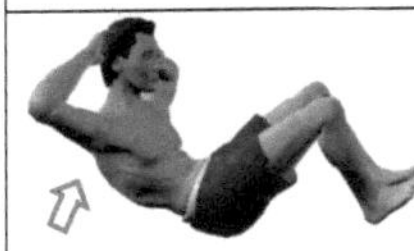	Aufrichten und Einrollen des Oberkörpers (Curl up) **ohne** Fußfixierung	*	*	*
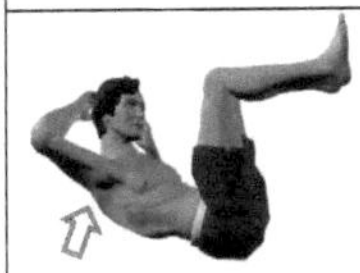	Aufrichten und Einrollen des Oberkörpers mit zusätzlich gebeugter Hüfte (Crunch)	*	* *	* *
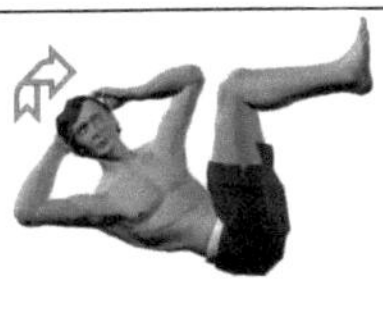	Aufrichten, Einrollen und Drehung des Oberkörpers mit zusätzlich gebeugter Hüfte	* *	* * *	* * *
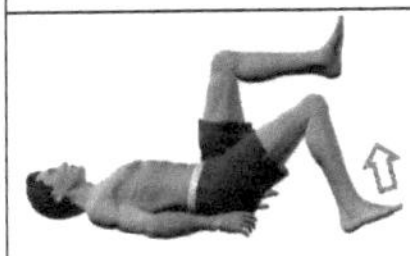	Gebeugtes Bein anheben	* Niedrigster Wert	* Niedrigster Wert	* Niedrigster Wert

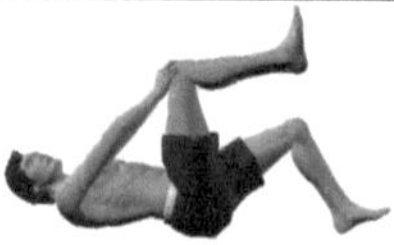	Bein gegen Arm drücken	* *	* *	* * *
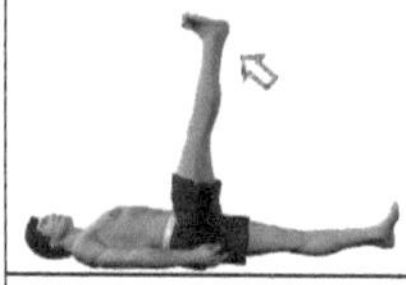	Gestrecktes Bein Anheben	*	*	* *
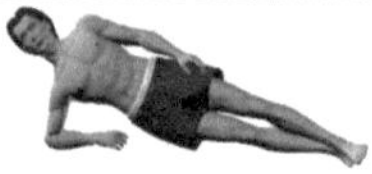	Seitlage im Armstütz. Hinweis: Hohe Anspannung des M. quadratus lumborum	*	*	* *
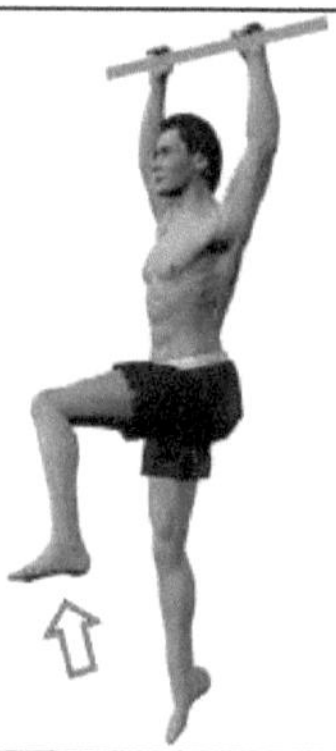	Beim Hängen gebeugtes Bein anheben	* *	* * *	* * *
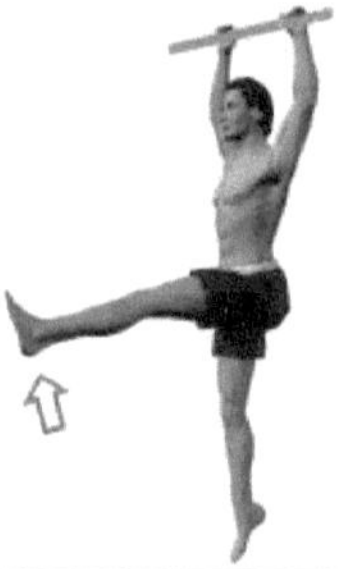	Beim Hängen gestrecktes Bein anheben	* * * Höchster Wert	* * *	* *

Tab. 5
*Durch ein EMG gemessene * = geringe, * * = mäßige oder * * * = starke Muskelanspannung vom M. rectus abdominis (oberer Anteil) und vom M. obliquus externus bei verschiedenen Übungen.*

Die Werte sind den Abbildungen aus [111,112] entnommen. Auch die Kompressionskraft auf das Wirbelsegment LW 4/5 entstammt aus der Abbildung von [112]. Eine höhere Geschwindigkeit bei der Ausführung der Kraftübungen bewirkt eine höhere Muskelanspannung [112].

Beim Anheben der Beine werden vorwiegend die Hüftbeugemuskeln (M. iliacus, M. rectus femoris, M. sartorius), beim Einrollen des Oberkörpers (Curl up) nur die Bauchmuskeln angespannt. Das beidseitige Anheben der Beine hat den größten Trainingseffekt für den M. iliacus und M. sartorius [111].

Bei den Übungen hat die Fixierung und Stellung der Beine (gerade oder gebeugte Knie) hauptsächlich einen Einfluss auf die Aktivität der Hüftmuskeln, die Bauchmuskeln bleiben davon relativ unbeeinflusst [111]. Auch das Fixieren der Füße hat einen Einfluss: Sobald die Füße beim Aufrichten des Oberkörpers aus der Rückenlage fixiert werden, steigt die Aktivität von M. iliopsoas, M. rectus femoris und M. sartorius. Werden die Hüft- und Kniegelenke dabei noch angewinkelt, ist diese Aktivität noch höher [111]. Besonders die Aktivität des M. iliopsoas steigt dabei deutlich an. Es ist also ein Irrglaube anzunehmen, dass durch angebeugte Beine der M. iliospoas inaktiviert werden könnte [111].

Beim Aufrichten des Oberkörpers aus der Rückenlage sind die Bauchmuskeln etwa 50 % aktiver als beim Zurücklegen. Während beim Aufrichten mit geradem Oberkörper (sit up) die Anspannung der Hüftbeugemuskeln zu Beginn der Übung hoch ist und mit zunehmender Hüftbeugung nachlässt, steigt umgekehrt beim Curl up die Aktivität der Bauchmuskeln mit zunehmender Rumpfbeugung an.

Allerdings haben die Menschen sehr individuelle Strategien um ihre Rumpfmuskeln einzusetzen: Bei verschiedenen Probanden wurden die Rückenstrecker und -beuger durch sehr unterschiedliche Übungen aktiviert [109]. Es ist daher nicht sinnvoll, nur mit einer Übung eine bestimmte Muskelgruppe ansprechen zu wollen.

4.3.5 Training der Rumpfrotatorenmuskulatur

Die Rumpfrotation wird durch den M. latissimus dorsi, die gerade und schräge Bauchmuskulatur, die kurzen Rückenrotatoren und die Rückenstrecker, den M. quadratus lumborum, den M. iliocostalis und einige andere Muskeln mit geringerer Effektivität vollführt, wobei gewisse anatomische Variationen bestehen [113]. Das Training dieser Muskelgruppen ist zur Erhöhung der Rumpfstabilität, einschließlich zur Steigerung der - die Lendenwirbelsäule deutlich entlastenden - Bauchpresse, sinnvoll. Gerade die vom Becken zur Wirbelsäule ziehenden Muskeln haben den größten Hebel und stabilisieren die Wirbelsäule am stärksten [90].

Verschiedene Autoren befürchten Wirbelsäulenschäden bei Rotationskräften auf die Wirbelsäule [2,94,114,115], weil der Anulus fibrosus der Bandscheibe am äußeren Rand durch die Scherbelastung einreißen könnte. Dies ist aber bei Einschränkung der BWS-Rotation auf beidseits 30 Grad nicht der Fall, weil dann die Rotation nur in der Brustwirbelsäule stattfindet. In der Lendenwirbelsäule ist somit keine Rotation, sondern nur eine mäßige Druckerhöhung durch den Muskelzug der langen Rückenmuskulatur zu erwarten. Allerdings soll die zusätzliche Kyphosierung, wie beispielsweise im Sitzen, zu einer vermehrten Verletzbarkeit des dorsalen Anteils des Anulus fibrosus führen. Rotationsübungen sollen daher eher im Stehen, als im Sitzend durchgeführt werden [115].

Patienten können die Rumpfrotation aus der Rückenlage üben, verbunden mit einer leichten Rotation (s. Tab. 5, Sit up mit Drehung) oder ebenfalls gefahrlos im Bewegungsbad (Aquatherapie mit

Schwimmbrettern). Patienten ohne neurologische Störungen und lange zurückliegenden Bandscheibenproblemen können beispielsweise auch in **isokinetischen Trainingsgeräten**, welche **Rotationsbewegungen** des Rumpfes gegen Widerstand ermöglichen, trainiert werden. Dabei kann der optimale Trainingsreiz (60 % der Maximalkraft) optisch kontrolliert und korrigiert werden. Außerdem werden nicht nur die statische Kraft, sondern auch dynamische Bewegungen geübt. Das Training lindert auch die Schmerzen [116].

4.4. Behandlungsziele

Beim chronischen Rückenschmerz sind die Behandlungsziele die Wiederherstellung der körperlichen Leistungsfähigkeit durch Heilung oder Kompensation der Störung und die Schmerzlinderung. Kann eine Schmerzfreiheit trotz intensiver Therapie nicht erreicht werden, so soll der Patient lernen, mit gleichbleibenden Schmerzen zu einem höheren körperlichen Leistungsniveau zu gelangen. Vermieden oder unterbrochen werden müssen eine Passivität in der Leidenshaltung, eine Resignation und die daraus folgende „seelische Inaktivitätsatrophie"[117].
Schmerzlinderung soll zwar nicht ignoriert werden, aber als zweitrangig hinter dem Ziel stehen, den Patienten zu seiner maximalen Leistungskapazität zurückzuführen [94]. Ein derartiges Schmerzverständnis wird dem Patienten erlauben, seine funktionellen Kapazitäten zu erhöhen und die paralysierende Angst vor den Anforderungen des täglichen Lebens vermindern.

Leitsatz
Der therapeutische Leitsatz beim chronischen Rückenschmerz könnte lauten: „**Sie werden am Ende der Therapie möglicherweise die gleichen Schmerzen haben, aber trotz dieser Schmerzen sind Sie fit und leistungsfähig**“

Gerade im Hinblick auf die abnehmende Schmerzintensität bei Rückenschmerzen im Alter (trotz gleichzeitig starker Verschlechterung der röntgenologischen Befunde) muss dem Patienten verständlich gemacht werden, dass Rückenschmerzen weder unaufhörlich bestehen [57] noch lebensbegrenzend sind.

4.5. Behandlungsstrukturen

Intensives Kleingruppenprogramm beim chronischen Rückenschmerz
Als präventive und therapeutische Maßnahme wird die positive Wirkung einer Rückenschule auf den Rückenschmerz und die Arbeitsfähigkeit von Patienten durch viele Studien bestätigt [25,44,60,118]. Andere Autoren halten gezielte krankengymnastische Übungsformen für wirkungsvoller [119]. Ein alleiniges Rückenschul-Programm zur Haltungsschulung, Entspannung und Beckenmobilisierung [43] reicht auf Dauer - gerade für körperlich arbeitende Patienten - nicht aus. Daher sollte, wenn keine Kontraindikationen vorliegen, auch hier die muskelaufbauende Therapie mit eingeflochten werden.

Ein spezifisches Klein-Gruppenprogramm (Rückenkurs) mit einem vorgegebenen täglichen Trainingsplan, der den Patienten morgens 3 und nachmittags 2 Stunden ohne größere Unterbrechung beschäftigt, scheint über gruppendynamische Prozesse die Motivation zu erhöhen. Derartige ganztägige intensive Therapiekonzepte zeigen gute Erfolge und heben den Patienten auf ein hohes Leistungsniveau, erhöhen sein Selbstbewusstsein und versprechen eine lange Beschwerdefreiheit [18,120,121]. Vor allem ein tägliches Ausdauer- und Krafttraining scheint dabei erfolgreich [122].

Die Kleingruppentherapie (max. 4 -6 Patienten) soll als Leitstruktur dienen und folgende Bereich einschließen:

- krankengymnastische Einzeltherapie zur Erarbeitung der individuellen schmerzfreien Haltung und Lagerung
- in der Kleingruppe Rumpfmuskeltraining mit isometrischen Übungen, Gewichtstraining mit kleinen Gewichten, isokinetischem Muskeltraining, Haltungsschulung, Koordinationsübungen, Training der allgemeinen aeroben Ausdauer, vorsichtig mobilisierenden Übungen im Bewegungsbad, Sport und Spielen
- Seminare über rückengerechtes Verhalten am Arbeitsplatz, im Alltag und in der Freizeit mit Einbeziehung von Arbeitssimulationen; in diesem Programm sind Teile der Rückenschule [42,43] integriert.
- Konzepte zur Schmerzbewältigung wie Biofeed-back, autogenes Training, Lagerungstechniken, TENS, Extensionen
- individuell erforderliche physikalische Anwendungen, in Kombination mit den anderen Therapien
- psychologische Begleitung der Gruppe mit Diagnostik (z.B. "Pain drawing"), Entspannungsübungen, Motivation, Lösung von Konflikten.
- eine Arbeitsberatung zur Klärung der Frage der Umgestaltung des Arbeitsplatzes, einer innerbetrieblichen Umsetzung oder einer Umschulung.

Derartige Rehabilitationsprogramme, die mit 30 Therapiestunden pro Woche einer Arbeitswoche nahekommen, wurden mit Erfolg durchgeführt [21,120,123].
Viele der Patienten mit einem schwebenden Rentenverfahren können zur aktiven Mitarbeit überzeugt werden, wenn ihnen demonstriert wird, dass das stationäre Rehabilitationsprogramm einen lebenslangen Schmerz und Frust vermeiden hilft [21]. Patienten, die ihre Beschwerden zum Erlangen der Rente dramatisieren, werden von dem Programm ausgeschlossen [21].
Wird nach einem dreimonatigen intensivem Rumpfmuskelprogramm (1 - 3 Mal Training pro Woche) nur einmal alle 2 - 4 Wochen weiter trainiert, dann ist kein Kraftabbau in den nächsten Monaten zu befürchten [124].

4.6. Überlastungssyndrome bei Rückentherapien

Favorisiert man ein aktives Rehabilitationsprogramm, dann sollten gerade Patienten mit Rückenbeschwerden durch eine leistungsphysiologische Untersuchung des Herz-Kreislaufsystems, ggf. auch unter Einbeziehung eines Belastungs-EKG's und einer Spiroergometrie geprüft werden. Dies ist notwendig, weil beim Einsatz der Rumpfmuskeln schnell eine Pressatmung und eine hohe Herzkreislaufbelastung auftreten.

Korrespondenzautor

Dr. Christoph Schönle
Arzt für Orthopädie, Chirotherapie, Rehabilitative und Physikalische Medizin, Sportmedizin, Sozialmedizin, Osteopathie (L1)
Klinik Lindenplatz
Weslarner Str. 29
59505Bad Sassendorf
Tel.: 02921 5014326

Abbildungen

Glossar

Anulus fibrosus = Bandscheibenfaserring
Bagatell-Trauma = leichte Verletzung
BWS = Brustwirbelsäule
Calcaneus = Fersenbein
dorsal = rückenseitig (= hinten)
Dysplasie = angeborene Minder- oder Fehlanlage
Enchondrale Dysostosen = angeborene Fehlentwicklungen des Knorpel-Knochenwachstums
Facetten = Wirbelgelenkanteile
floride = Krankheit im aktiven Stadium
Hemisakralisation = teilweise mit dem Kreuzbein verwachsen
Hyperflexion = maximale Vorbeugung der Wirbelsäule
Hyperextension = maximale Rückneigung der Wirbelsäule
Hyperlordosierung = verstärkte Hohlkreuzbildung
Hypermobilität = Überbeweglichkeit
Hypomobilität = geringe Beweglichkeit
Hypoplasie = Minderanlage
Idiopathisch = ohne bisher bekannte Ursache
Iliosakralfuge = Iliosakralgelenk = gelenkige Verbindung von Kreuzbein und Beckenschaufel
Interartikularportion = knöcherne Verbindung der Wirbelgelenke mit dem Wirbelkörper
ischiokrurale Muskulatur = Muskeln an der Rückseite des Oberschenkels
kardiopulmonal = Herz-Kreislauf betreffend
kaudal = in Richtung Sitzbein weisend
Kortikalis == Knochenwand
kranial = kopfwärts (= oben)
Kyphose = vermehrte Rundrückenbildung
Ligamentär = die Bänder betreffend
Lig. = Ligamentum
Lig. interspinale = Lig. interspinosum = Band zwischen den Dornfortsätzen der Wirbelkörper
Lordose = Hohlkreuz
Lordosierung = Hohlkreuz bildend
Lumbal = im Lendenwirbelsäulenbereich
lumbosacraler Übergang = Übergang von der Lendenwirbelsäule zum Kreuzbein
LWS = Lendenwirbelsäule
M. (Morbus) Baastrup = Knöcherner Kontakt der Dornfortsätze der Wirbelkörper
M. (Morbus) Bechterew = Krankheit der Wirbelsäule aus dem rheumatischen Formenkreis
M. (Morbus) Scheuermann = Knochenerkrankung der jugendlichen Wirbelsäule
M. (Muskulus) erector spinae = Aufrichte-Muskel der Wirbelsäule
M. (Muskulus) quadratus lumborum = Muskel zwischen Beckenkamm und unteren Rippen
Nearthose = Falschgelenk
Nearthrose beim hypertrophen Querfortsatz = Falschgelenk eines Querfortsatzes mit dem Kreuzbein
Neurofibromatose = Krankheit der Nerven
Nucleus pulposus = Bandscheibenkern
Orthese = Schiene, Korsett
Osteochondrose = Verschleißerscheinung der Wirbelsegmente
Osteomalazie = Knochenkrankheit
Osteoporose = Knochenschwund
paraspinale Muskulatur == Muskeln, die neben der Wirbelsäule verlaufen
progredient = fortschreitend

Prolaps = Vorfall (der Bandscheibe)
Protrusion = Vorwölbung (der Bandscheibe)
Redressierend = aufrichtend
Sakrum = Kreuzbein
Schmorl'sche Knötchen = Einbrüche in die Deck- oder Grundplatte eines Wirbelkörpers
Sequester = abgerissener Bandscheibenvorfall
Sklerosierung = Verkalkung
Skoliose = seitliche Wirbelsäulenverkrümmung
Spina bifida = unvollständiger Schluss der Wirbelbögen
Spinale Stenose = Verengung des (knöchernen) Wirbelkanals
Spondylarthrose = Verschleiß eines kleinen Wirbelgelenkes
Spondylodese = operative Wirbelsäulenversteifung
Spondylolisthesis = Wirbelgleiten
Spondylolyse = Gefügelockerung
Spongiosa = Knochenbälkchen
Subligamentär = unter dem Band liegend
Syringomyelie = Krankheit des Rückenmarkes
Thorakal = zum Brutkorb gehörend
Trauma = Verletzung
ventral = vorderseitig (= vorn)
Vulnerabilität = Verletzbarkeit

Literatur

1 H. Buess and H.M. Koelbing, *Acta rheumatologica* **22** (1964).
2 H. Junghanns, *Die Wirbelsäule unter den Einflüssen des täglichen Lebens, der Freizeit und des Sportes*. (Hippokrates Verlag, Stuttgart, 1986).
3 D.J. Botsford, S.I. Esses, and D.J. Ogilvie-Harris, *Spine* **19**, 935 (1994).
4 A. R. Tyrrell, T. Reilly, and J. D. Troup, *Spine* **10** (2), 161 (1985).
5 P. Brinckmann, *Spine* **11** (2), 149 (1986).
6 M. A. Adams and W. C. Hutton, *Spine* **7** (3), 184 (1982).
7 H. Graichen and R. Putz, *Orthopäde* **28**, 424 (1999).
8 P. Brinckmann, *Z Orthop* **124** (1), 63 (1986); M. Biggemann, D. Hilweg, S. Seidel et al., *Eur J Radiol* **13** (1), 6 (1991).
9 G. G. Gregersen and D. B. Lucas, *J Bone Joint Surg [Am]* **49** (2), 247 (1967).
10 J. H. Trafimow and G. B. Andersson, *Spine* **16** (6 Suppl), S243 (1991).
11 D.L. Skaggs, M. Weidenbaum, J.C. Iatridis et al., *Spine* **19**, 1310 (1994).
12 R. Abel, H.J. Gerner, and G. Mariß, *Wirbelsäule und Rückenmark*. (Blachwell Verlag, Berlin, Oxford, Edinburgh, Boston, London, Melbourne, Paris, Tokio, 1998).
13 K. Bush, N. Cowan, D.E. Katz et al., *Spine* **17**, 1205 (1992).
14 D. Butler, J. H. Trafimow, G. B. Andersson et al., *Spine* **15** (2), 111 (1990).
15 M. Mimura, M.M. Panjabi, T.R. Oxland et al., *Spine* **19**, 1371 (1994).
16 R. Steffen, L.P. Nolte, and H. Visarius, *Z. Orthop.* **131**, 234 (1993).
17 Y. Suezawa and A. Schreiber, *Z Orthop* **125** (3), 308 (1987).
18 A. H. Wheeler and E. N. Hanley, Jr., *Spine* **20** (3), 375 (1995).
19 C. E. Coxhead, H. Inskip, T. W. Meade et al., *Lancet* **1** (8229), 1065 (1981).
20 A. Nachemson, *Scand J Rehabil Med* **1** (2), 85 (1969).
21 T. G. Mayer, *Orthop Clin North Am* **14** (3), 623 (1983).
22 H. M. van den Hoogen, B. W. Koes, J. T. van Eijk et al., *Spine* **20** (3), 318 (1995).
23 N. M. Hadler, *Hosp Pract (Off Ed)* **22** (10A), 17 (1987).
24 B. W. Koes, L. M. Bouter, H. van Mameren et al., *Spine* **17** (1), 28 (1992).

25 U. Schlumpf, *Schweiz. Rdsch. Med.* **72**, 764 (1983).
26 U. Schultz, A. Fabian, D. Kohler et al., *Dtsch Med Wochenschr* **111** (41), 1549 (1986).
27 J. Krämer and A. Wilcke, *Orthop. Praxis* **12**, 728 (1988).
28 G. Winten and T. Wendt, *Z Orthop Ihre Grenzgeb* **133** (3), 202 (1995).
29 B. Jönsson and B. Strömquist, *J. Bone Joint Surg.* **75 B**, 381 (1993).
30 I.K. Pople and H.B. Griffith, *Spine* **19**, 156 (1994).
31 L. F. Supik and M. J. Broom, *Spine* **19** (9), 1066 (1994).
32 B. Kiens and F. Neukunft, *Krankengymnastik* **41**, 554 (1981).
33 N. Suzuki and S. Endo, *Spine* **8** (1), 69 (1983).
34 H. Yoshizawa, S. Kobayashi, and T. Morita, *Spine* **20** (4), 397 (1995).
35 P.B. Suh, I.E. Stephen, and J.P. Kostuik, *Spine* **16**, 445 (1991).
36 M. Haag, A. Reichelt, and M. Derow, *Akt. Rheumatol.* **14**, 46 (1989).
37 J. Krämer, *Bandscheibenbedingte Erkrankungen.* (G. Thieme Verlag, Stuttgart, New York, 1986).
38 S. Schnur, *Münch. med. Wschr.* **133**, 304 (1991).
39 H. Tilscher and M. Hanna, *Manuelle Medizin* **28**, 95 (1990).
40 J. Grifka, S. Bieringer, J. Eichhorn et al., *Orthop. Tech.* **4**, 214 (1991).
41 R. Gustavsen and R. Streeck, *Trainingstherapie im Rahmen der Manuellen Medizin.* (G. Thieme Verlag, Stuttgart, New York., 1991).
42 E. Böhm, K. Büttner, H. Henche et al., *Med. Orth. Tech.* **109**, 94 (1989).
43 H.D. Kempf, *Rheuma* **9**, 136 (1989).
44 H. Wurst, *Med. Welt.* **41**, 168 (1990).
45 T. W. Meade, S. Dyer, W. Browne et al., *Bmj* **300** (6737), 1431 (1990).
46 B. Schwarz, J. Heisel, and G. Feuerstake, *Einsatzmöglichkeiten von vertikaler und invers vertikaler Extension beim Sportler.* (Springer Verlag, Berlin, Heidelberg, 1987).
47 N.N., *Lancet* **1** (8227), 977 (1981).
48 P. Kröling and W. Schnizer, *Z. Phys. Baln. Med. Klimat.* **14**, 32 (1985).
49 J. M. Versloot, A. Rozeman, A. M. van Son et al., *Spine* **17** (1), 22 (1992).
50 A. Nagel, *Ct. med. Wschr.* **44**, 1789 (1936).
51 B. V. Darden, 2nd, J. F. Wade, R. Alexander et al., *Spine* **20** (13), 1500 (1995); A. Schreiber and H. Leu, *Z Orthop Ihre Grenzgeb* **129** (1), 1 (1991).
52 J. Krämer and H. Fett, *Dt. Ärztebl.* **88**, B 1646 (1991); C. Probst, *Akt. Rheumatol.* **12**, 157 (1987); E. L. Radin, *Int Orthop* **11** (3), 255 (1987); W. Seelig and A. Nidecker, *Z Orthop* **127** (3), 346 (1989).
53 J. Jerosch and H.M. Castro, *Z. Orthop.* **134**, 89 (1996).
54 T. Wetzel, S.H. LaRocca, and M. Adinolfi, *Spine* **17**, 1462 (1992).
55 H. Weber, *Spine* **8**, 131 (1983).
56 D. Onel, H. Sari, and C. Dönmez, *Spine* **18**, 291 (1993).
57 R. A. Deyo and Y. J. Tsui-Wu, *Spine* **12** (3), 264 (1987).
58 A. Rohlmann, G. Bergmann, F. Graichen et al., *Orthopäde* **28**, 451 (1999).
59 J. Kramer, *Orthop Clin North Am* **8** (1), 211 (1977).
60 A. Nachemson, *Spine* **1**, 59 (1976).
61 G. Kaganas, *Acta rheumatologica* **23**, 9 (1967).
62 R. Woodman, P. Ralston, and M. Dufresne, *Physical Therapy* **65**, 346 (1985).
63 G. Swiderski, *Z Orthop* **121** (1), 30 (1983).
64 J.D.G. Troup, *Clin. Biomech.* **1**, 31 (1986).
65 A.A. White and M.M. Panjabi, *Clinical biomechanics of the spine.* (Lipincott, Philadelphia, 1978).
66 A. Nachemson and M. Lindh, *Scand J Rehabil Med* **1** (2), 60 (1969).
67 M. D. Cheatle and J. L. Esterhai, *Spine* **16** (12), 1379 (1991).
68 J. M. Cotler, G. J. Herbison, J. F. Nasuti et al., *Spine* **18** (3), 386 (1993).
69 O. Friberg, *Spine* **12** (2), 119 (1987).
70 H. H. Kelp, *Z Orthop* **127** (3), 354 (1989).
71 B. Pal, P. Mangion, M. A. Hossain et al., *Br J Rheumatol* **25** (2), 181 (1986); L. Stevanovic, H. Seifert, and S. Weber, *Akt. Rheumatol.* **7**, 168 (1982).
72 J.A. Mathews and J. Hickling, *Rheumatology and Rehabilitation* **14**, 222 (1975).

73 M. Naito, J. H. Owen, K. H. Bridwell et al., *Spine* **17** (10), 1154 (1992).
74 A. Bernau, *Z Orthop* **125** (3), 327 (1987).
75 R. Dorian, *Z Orthop* **123** (1), 115 (1985).
76 D. Jurk and R. Becker, *Manuelle Medizin* **27**, 87 (1989).
77 F.T. Wetzel, S.H. La Rocca, G.L. Lowery et al., *Spine* **19**, 792 (1994).
78 Y. Takemitsu, Y. Harada, T. Iwahara et al., *Spine* **13**, 1317 (1988).
79 R. Takemasa, H. Yamamoto, and T. Tani, *Spine* **20**, 2522 (1995).
80 E. Hierholzer, presented at the Zwischen den Stühlen - Die Orthopädie zwischen naturwissenschaftlich- technischem Fortschritt und ärztlicher Entwicklung, Münster, 2000 (unpublished).
81 A. Brügger, *Akt. Rheumatologie* **12**, 314 (1987); E. Senn, *Akt. Rheumatol.* **11**, 175 (1986).
82 Letters, *Br. med. J.* **300**, 1647 (1990).
83 J. Grifka, presented at the Symposium: Neuigkeiten und Trends bei der Behandlung von Rückenschmerzen, Bad Sassendorf, 2000 (unpublished).
84 M.W. Fidler and M.T. Plasmans, *J Bone Joint Surg.* **65-A**, 943 (1983).
85 S. Willner, *Acta Orthop Scand* **56**, 40 (1985).
86 P.G. Shekelle, *Spine* **19**, 838 (1994); M. W. van Tulder, B. W. Koes, and L. M. Bouter, *Spine* **22** (18), 2128 (1997).
87 H. F. Farfan, *Spine* **20** (13), 1462 (1995).
88 N. A. Langrana, C. K. Lee, H. Alexander et al., *Spine* **9** (3), 287 (1984).
89 B. Fink, R. Kothe, A. Browa et al., *Z. Orthop.* **134**, 483 (1996).
90 J. J. d Crisco and M. M. Panjabi, *Spine* **16** (7), 793 (1991).
91 V. Güth, presented at the Zwischen den Stühlen - Die Orthopädie zwischen naturwissenschaftlich-technischem Fortschritt und ärztlicher Entwicklung, Münster, 2000 (unpublished).
92 A. Delitto, S. J. Rose, C. E. Crandell et al., *Spine* **16** (7), 800 (1991); E. Ernst, *Fortschr. Med.* **109**, 271 (1991); M. Hasue, M. Fujiwara, and S. Kikuchi, *Spine* **5** (2), 143 (1980); N. Kahanovitz, M. Nordin, R. Verderame et al., *Spine* **12** (2), 112 (1987).
93 J-H. Lee, Y. Ooi, and K. Nakamura, *Spine* **20**, 1994 (1995).
94 T. G. Mayer, S. S. Smith, J. Keeley et al., *Spine* **10** (8), 765 (1985).
95 M. Flint, *The Resarch Quarterly* **29**, 160 (1958).
96 S.V. Risch, N.K. Norvell, M.L. Pollock et al., *Spine* **18**, 232 (1993).
97 T. Nicolaisen and K. Jorgensen, *Scand J Rehabil Med* **17** (3), 121 (1985).
98 M. Berkson, A. Schultz, A. Nachemson et al., *Clin Orthop* (129), 84 (1977).
99 A. Thorstensson and A. Arvidson, *Scand J Rehabil Med* **14** (2), 69 (1982).
100 Ch. Schönle, *tägl. prax.* **38**, 801 (1997).
101 C. Manniche, H.F. Skall, L. Braendholt et al., *Spine* **18**, 92 (1993).
102 S.M. McGill, D. Juker, and P. Kropf, *Clin. Biomechanics* **11**, 170 (1996).
103 E. A. Harman, P. N. Frykman, E. R. Clagett et al., *Med Sci Sports Exerc* **20** (2), 195 (1988).
104 B. Hemborg and U. Moritz, *Scand J Rehabil Med* **17** (1), 5 (1985).
105 S. McGill, J. Seguin, and G. Bennett, *Spine* **19**, 696 (1994).
106 E. A. Harman, R. M. Rosenstein, P. N. Frykman et al., *Med Sci Sports Exerc* **21** (2), 186 (1989).
107 M. Ritsch, in *GOTS-Manual Sporttraumatologie*, edited by M. Engelhardt, B. Hintermann, and B. Segesser (Hans Huber Verlag, Bern, Göttingen, Toronto, Seattle, 1997).
108 J.D.G. Troup and A.E. Chapman, *J. Biomechanics* **2**, 49 (1969).
109 S.M. McGill, *J. Orthopaedic Research* **9**, 91 (1991).
110 J.P. Callaghan, J.L. Gunning, and S.M. McGill, *Physical Therapy* **78**, 8 (1998).
111 E. A. Andersson, J. Nilsson, Z. Ma et al., *Eur J Appl Physiol* **75** (2), 115 (1997).
112 C.T. Axler and S.M. McGill, *Medicine & Science in Sports & Exercise*, 804 (1997).
113 G. A. Dumas, M. J. Poulin, B. Roy et al., *Spine* **16** (3), 293 (1991); J. G. Reid, P. A. Costigan, and W. Comrie, *Spine* **12** (3), 273 (1987).
114 J. Black and J.H. Dumbleton, *Clinical biomechanics. A case hostory approach.* (Churchill Livingstone, New York, Edinburgh, London, Melbourne, 1981).
115 M. J. Pearcy, *Spine* **18** (1), 114 (1993).

[116] E. Brüggemann, I. Froböse, and T. Benning, *Isokinetisches Krafttraining in der postoperativen Nachbehandlung von Wirbelsäulenpatienten.* (Zuckschwerdt Verlag, München, Bern, Wien, 1990); Ch. Schönle, *Z. Orthop.* **133**, 84 (1995).
[117] H. J. Bochnik and C. Gartner-Huth, *Z Orthop* **122** (4), 384 (1984).
[118] R. Findeklee and K. Büttner, *Rehabilitation (Stuttg)* **27** (2), 112 (1988).
[119] R. Stankovic and O. Johnell, *Spine* **15** (2), 120 (1990).
[120] S. Hunter, *Work Injury Management* **March/April**, 5 (1992).
[121] T. G. Mayer, S. S. Smith, G. Kondraske et al., *Spine* **10** (10), 912 (1985).
[122] H. Alaranta, U. Rytökoski, A. Rissanen et al., *Spine* **19**, 1339 (1994).
[123] J. Hildebrandt, *Phys. Rehab. Kur. Med.* **14**, 161 (1994).
[124] J.T. Tucci, D.M. Carpenter, M.L. Pollok et al., *Spine* **17**, 1497 (1991).